食事療法はじめの一歩シリーズ

食べてすっきり、おなかにやさしい

# 便秘解消の毎日ごはん

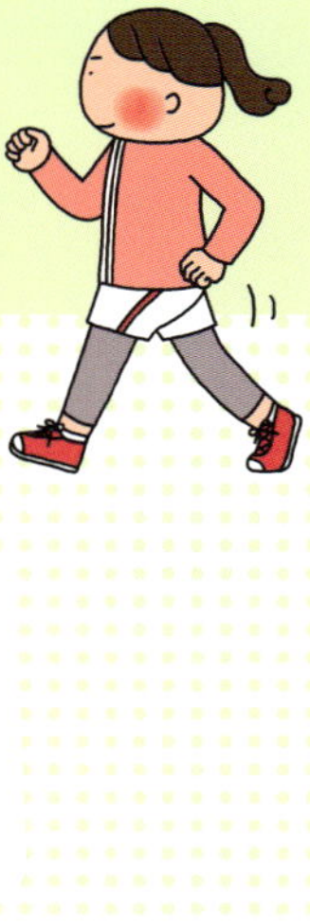



女子栄養大学出版部

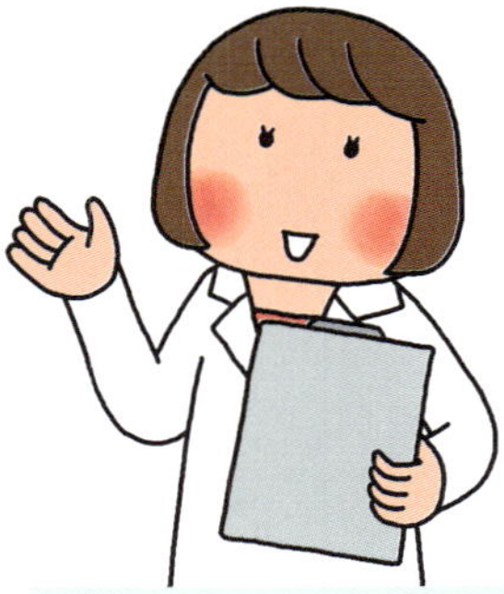

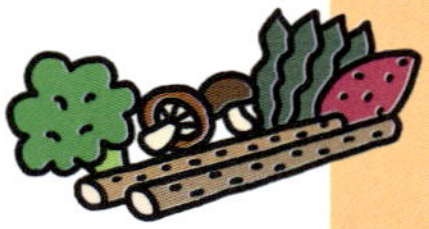

### 便秘を解消するにはどんな食事がよいのかわからない…

この本には、一日の献立例や、作りおきおかず、主菜、汁物、おやつまで、おなかの調子をととのえるレシピが満載です。食物繊維をたっぷりとか、発酵食品がいいとか、なんとなく知ってはいるけれど、具体的な料理や献立が思い浮かばない……そんなかたは、ぜひお試しください。

### 最近、便秘薬が効かなくなってきた…

便秘薬の中には、続けて使うと効果がなくなったり、腸に悪い影響を与えたりするものもあります。乱用すると、便を出す力そのものが衰えてしまう恐れもあるのです。安易に便秘薬に頼るのはやめて、この本を参考に、食事や生活習慣を見直しましょう。

### 病院に行かなければいけないような便秘ってあるの？

便秘の原因はさまざまです。場合によっては、重大な病気が隠れていることもあります。この本では、便秘の原因や種類、排便のメカニズムもくわしく解説。自分の便の状態や、便秘の深刻度をチェックできるページもあります。

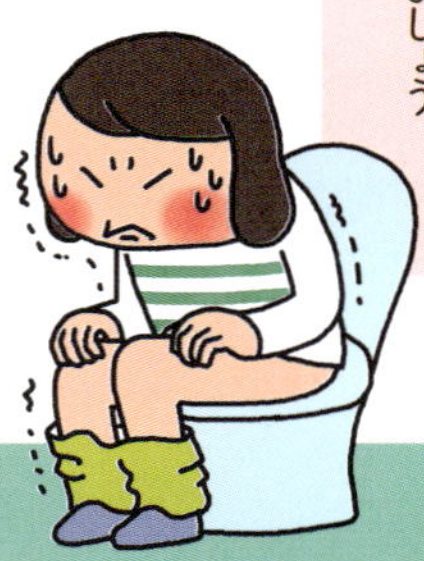

# おすすめです

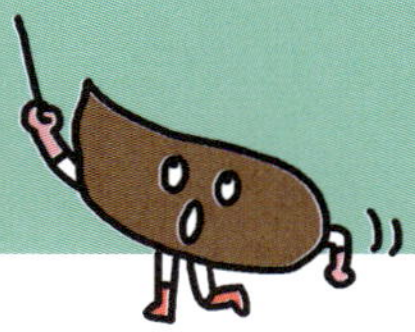

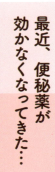

## 食事療法を始めるかたへ

高齢化社会を迎えて、「便秘」を訴える人は１０００万人を超え、ますます増加しているといわれています。しかしこれまで、この便秘という日常的な症状に対しては、病態を考えずに経験的な治療が行なわれてきました。

そこで、このたび日本で初めて「慢性便秘症診療ガイドライン２０１７」が公表され、診療手段が系統立てられました。その中で、「本来体外に排出すべき糞便《ふんべん》を充分量かつ快適に排出できない状態」を「便秘」と定義し、排便回数が少ないことに限らず、排便困難感や残便感があるだけの状態も、「便秘」としています。

子どものころ、学校で排便をがまんしていませんでしたか？ 社会人になって、仕事の忙しさから朝食を抜いたり、排便をがまんしたりすることがありませんでしたか？ このような経験から便秘を自覚するようになっても、薬局で便秘薬を容易に入手し自己治療ができるため、医療機関を受診するほどの症状だと考えている人は少ないでしょう。

# この本は、こんな人に

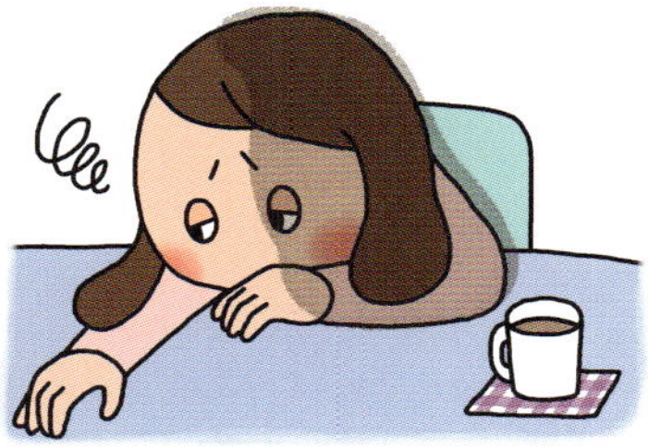

## 昔からずっと便秘。体質だから仕方ないとあきらめている…

便秘は、ほうっておくほど治りにくくなります。しかも、日常的に便が腸にとどまることによって、便秘がますます悪化するという悪循環を招く恐れもあります。この本では、便秘を改善するための食事や生活のポイントをわかりやすく説明しています。今すぐ実践してみましょう。

## 食べるものに気をつけているのに、便秘が治らない…

便秘解消に有効とされる食物繊維は、野菜をたっぷり食べているつもりでも、意外に不足しがちなものです。この本では、豆、きのこ、海藻、芋などもとり入れて、一日に20g以上の食物繊維がとれる献立を紹介しています。発酵食品を使ったレシピや、マグネシウムの豊富な料理のレシピも、参考にしてみてください。

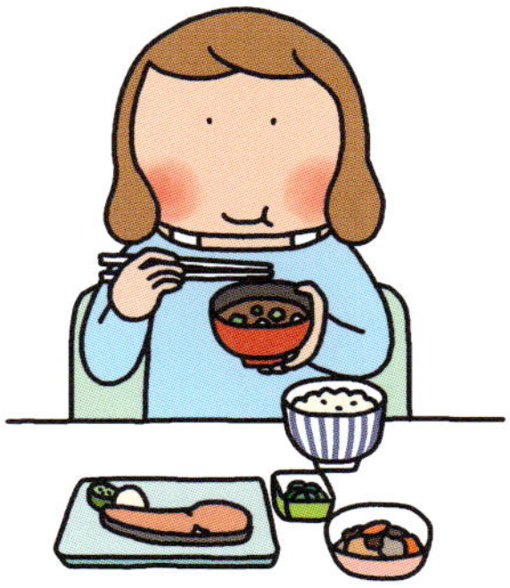

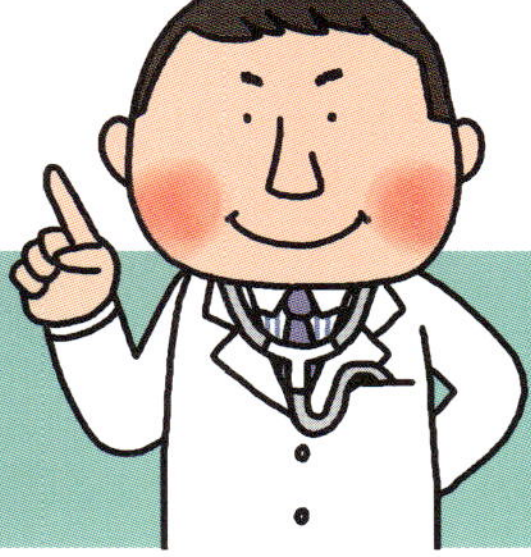

そのため、便秘薬を乱用してしまい、本来の排便能力を失って、かえって便秘をひどくしてしまう恐れがでてきているのです。医療を提供する側も「たかが便秘、とにかく便を出せばいいのだから」と、下剤を処方して終わるだけで、生活環境や習慣の改善をすすめることを充分にしてきませんでした。

「便秘」は、生活習慣病の一つと言っても過言ではないでしょう。すなわち、薬物療法に頼るばかりでなく、食事、運動、睡眠の見直しをして、健常な生理機能に近づけるようにしていくことがたいせつなのです。特に、食事は広く、かつ大きく便秘にかかわっているといえます。本書を利用して、便秘についての理解を深め、具体的な食事療法を参考にしてみてください。

今からでも遅くはありません。あきらめずに、実践してみましょう。「快便」とともに、日々の生活が向上することを願っています。

順天堂大学医学部附属練馬病院
消化器内科学講座 准教授
同院内視鏡センター長・総医局長
川邉 正人

CONTENTS



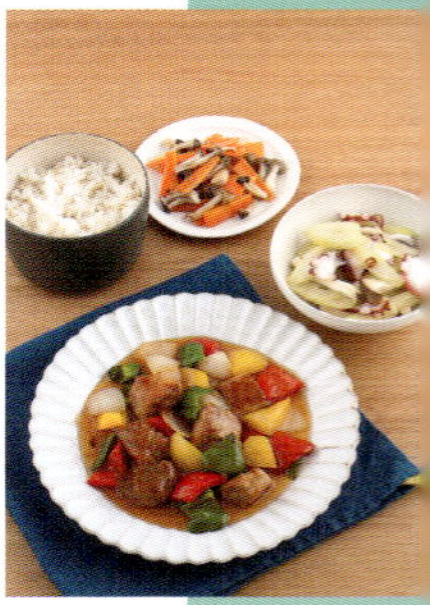

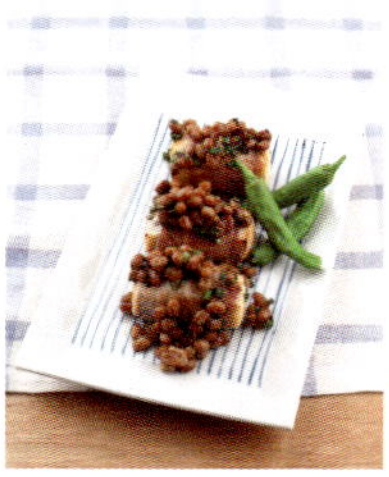
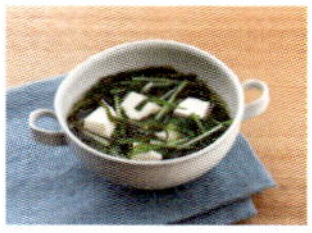

第3章

# 本書の使い方

## レシピについて

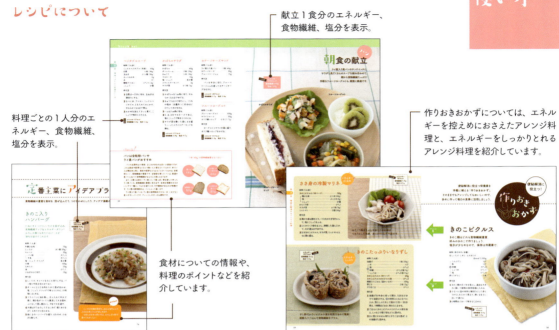

献立1食分のエネルギー、食物繊維、塩分を表示。

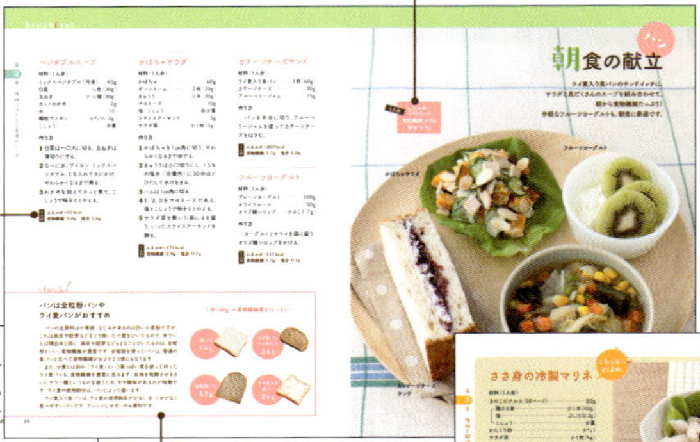


料理ごとの1人分のエネルギー、食物繊維、塩分を表示。

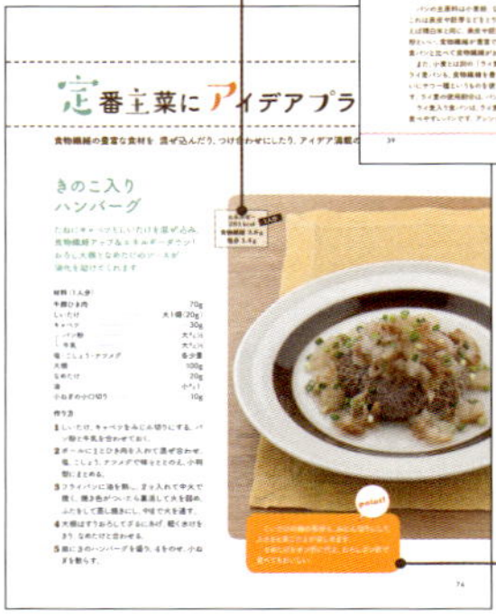


作りおきおかずについては、エネルギーを控えめにおさえたアレンジ料理と、エネルギーをしっかりとれるアレンジ料理を紹介しています。

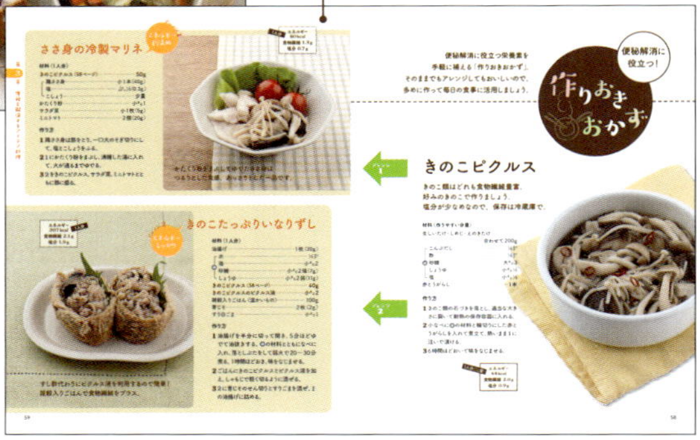


食材についての情報や、料理のポイントなどを紹介しています。

- 食品（肉、魚介、野菜、くだものなど）の重量は、特に表記がない場合は、すべて正味重量です。正味重量とは、皮、骨、殻、芯、種など、食べない部分を除いた、実際に口に入る重量のことです。
- 材料の計量は、標準計量カップ・スプーンを使用しました。1カップ＝200mℓ、大さじ1＝15mℓ、小さじ1＝5mℓ、ミニスプーン※1＝1mℓ、が基準です。
- フライパンはフッ素樹脂加工のものを使用しました。
- 調味料は特に表記のない場合は、塩＝精製塩（食塩 小さじ1＝6g ミニスプーン1＝1.2g）、砂糖＝上白糖（小さじ1＝3g）、酢＝穀物酢（小さじ1＝5g）、しょうゆ＝濃い口しょうゆ（小さじ1＝6g）、みそ＝淡色辛みそや赤色辛みそ（小さじ1＝6g）を使っています。
- 電子レンジは、600Wのものを使用しました。お使いの電子レンジのW数がこれより小さい場合は加熱時間を長めに、大きい場合は短めにしてください。
- だしはこんぶや削りガツオなどでとったものです。市販の和風だしをといて使う場合は、塩分が多めなので、加える調味料を控えめにしてください。

## そのほかの表記について

### 材料

材料は、「1人分」を基本に表示していますが、作りやすい分量として、「2人分」などで表示しているレシピもあります。この場合、でき上がりを人数分に等分した1人分の量を召し上がってください。

### エネルギーとカロリー

エネルギーの量を表す単位がカロリー（cal）。1ℓの水を1℃上げるのに必要なエネルギー量が1kcalです。本書では、基本的にカロリー表記ではなく、「エネルギー」「エネルギー量」と表記しています。

### 塩分とは

「塩分」とは、食塩相当量のこと。本書でも「塩分」として表記されている重量は、食塩相当量（g）です。これは、食品に含まれるナトリウム量（mg）を合算した値に2.54を掛けて1000で割ったもの。たとえばナトリウム量2200mgの食品の場合は、2200 × 2.54 ÷ 1000 ≒ 5.6gとなります。

※ミニスプーン（1mℓ）は、少量の調味料などを計ることができるので便利。　お問い合わせ／女子栄養大学代理部　TEL03-3949-9371

# 第1章

# 便秘って、どんなもの？

便秘が気になってはいるけれど、
市販薬などでその場をしのいでいる人、
多いのではないでしょうか。
慢性的な便秘の陰には、
病気が隠れていることもあります。
自分の便秘のタイプや原因を知って、
必要な対策をとりましょう。
多くの場合は、食事や生活習慣で
改善することが可能です。

病気の基礎知識 1

# あなたのソレ、深刻な便秘かも⁉

## 気になる便秘の症状をチェック！

1〜6の症状のうち、2つ以上に当てはまれば、便秘の可能性あり！

**1** 排便が週3回未満

**2** 排便のとき、強くいきむ必要がある

**3** 便がかたかったり、うさぎの糞《ふん》のようだったりする

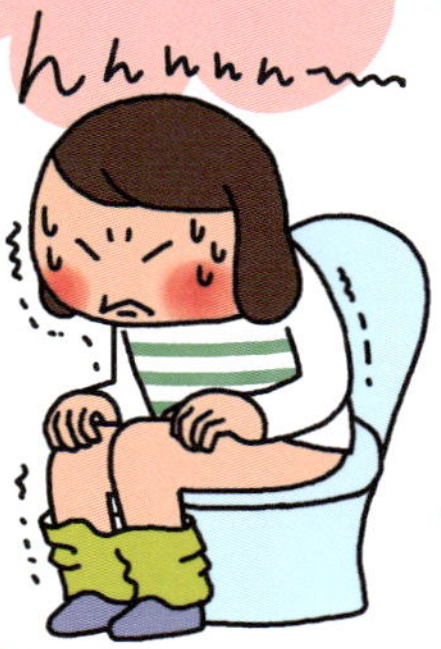


**4** 排便してもスッキリしない（残便感）

**5** 排便に時間がかかる（排便困難感）

**6** 排便するとき「手で便を取り出す」「肛門周囲を押す」などの介助が必要

※2〜6の症状については、排便の4回に1回以上の頻度で当てはまる場合にチェックしましょう。

出所：『慢性便秘症診療ガイドライン 2017』
日本消化器病学会関連研究会 慢性便秘の診断・治療研究会 編（南江堂）から作成

### 毎日出ていても、便秘の可能性アリ！

便秘というと、「何日も便が出ない状態のこと」だと思っていませんか？ もちろん、排便回数が少ないのは便秘の症状のひとつですが、じつは、毎日便が出ていれば便秘ではないかというと、そうとは言いきれません。

たとえば、「排便してもスッキリしない」「強くいきまないと出ない」など、残便感や排便困難感があれば、便秘と診断される可能性があるのです。『慢性便秘症診療ガイドライン2017』では、上の図の1〜6までの症状のうち、2つ以上に当てはまる場合を便秘と診断するとしています。また、6か月以上前から便秘の症状があり、直近の3か月間、便秘の診断基準に当てはまる場合は「慢性便秘」とされます。

# あなたはどっち？　健康な便と便秘の便

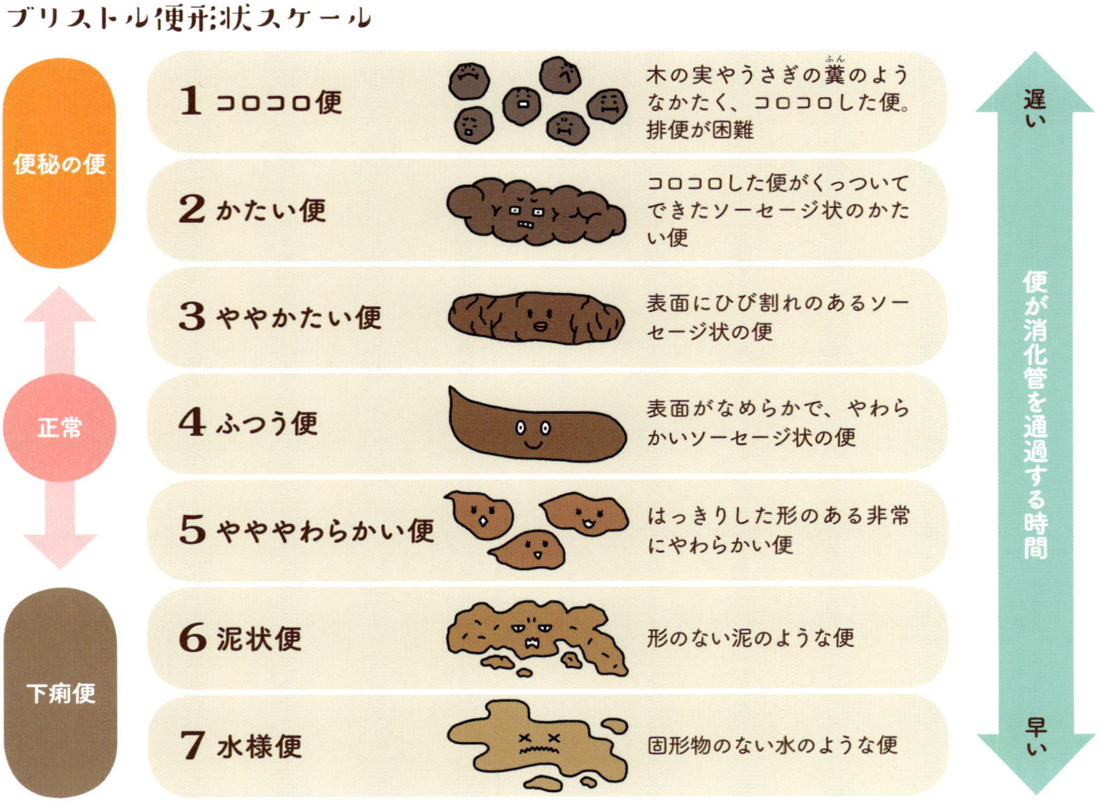
ブリストル便形状スケール
便秘の便
正常
下痢便
1 コロコロ便
木の実やうさぎの糞《ふん》のようなかたく、コロコロした便。排便が困難
2 かたい便
コロコロした便がくっついてできたソーセージ状のかたい便
3 ややかたい便
表面にひび割れのあるソーセージ状の便
4 ふつう便
表面がなめらかで、やわらかいソーセージ状の便
5 ややややわらかい便
はっきりした形のある非常にやわらかい便
6 泥状便
形のない泥のような便
7 水様便
固形物のない水のような便
遅い
便が消化管を通過する時間
早い

出所：『慢性便秘症診療ガイドライン 2017』
日本消化器病学会関連研究会 慢性便秘の診断・治療研究会 編（南江堂）から改変

## 便の状態で便秘度がわかる

便の形状（かたさや見た目）は、便秘かどうかを判断する材料のひとつです。便の形状は、含まれる水分量で変わります。一般的に、便秘の人ほど水分量が少なくかたい便になります。便が腸の中に滞在する時間が長いため、その間に多くの水分が体内に吸収され、便がかたくなるのです。

便の形状を客観的に評価するために使われるのが、上の図の「ブリストル便形状スケール」です。便の形状を7つに分類するもので、便秘の診断にも使われます。正常な便は3～5タイプで、1、2タイプは便秘の人の便です。

このほか、便秘の診断基準とされてはいませんが、便のにおいや色も、健康状態を知るヒントとなります。たとえば、腸内細菌のバランスがくずれ、悪玉菌が増えていると、便のにおいは強くなり、臭くなります。また、健康な便の色は黄褐色ですが、腸の悪玉菌が増えると、便の色は黒っぽくなる傾向があります。

病気の基礎知識
2

# 便秘になりやすいのはどんな人？

## 女性や高齢者は特に注意が必要

日本で慢性的な便秘に悩まされている人は、４４０万人以上にのぼると推定されています。特に多いのが女性と高齢者です。

女性が便秘になりやすい原因の一つが、女性ホルモンの影響。生理前に分泌量が増えるプロゲステロンには腸の動きを鈍くする働きがあるのです。ほかに、外出先などで便意をがまんしたり、ダイエットで食事制限をしたりする女性が多いことも影響しています。

一方、高齢者に便秘が多い原因と考えられているのが、年齢とともに排便に関係する神経や筋肉の働きが低下することです。また、食事量や運動量の減少、服用している薬の影響なども原因となっています。

## 便秘の人が多い性別と年齢

### 便秘に悩む人の数（人口千人に対しての数）

出所：厚生労働省「平成 28 年国民生活基礎調査」から作成

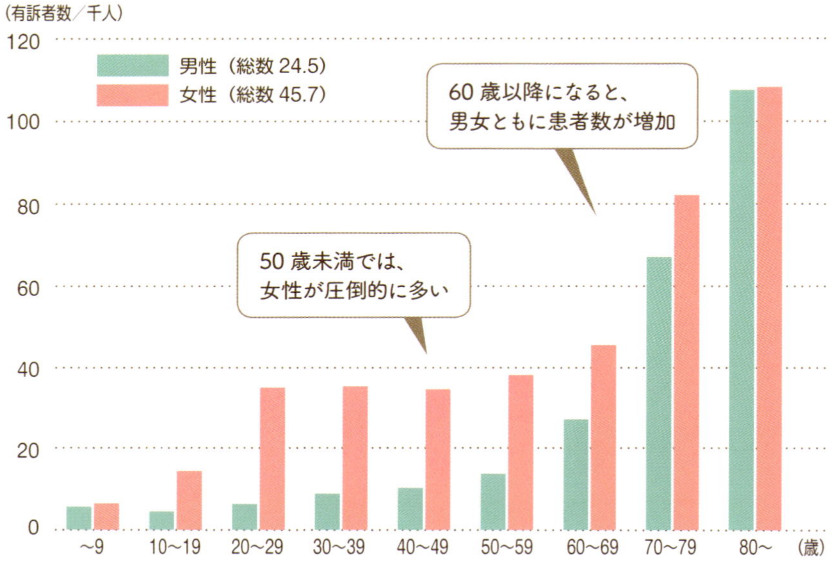
（有訴者数／千人）
120
100
80
60
40
20
0
男性（総数 24.5）
女性（総数 45.7）
60 歳以降になると、男女ともに患者数が増加
50 歳未満では、女性が圧倒的に多い
～9
10～19
20～29
30～39
40～49
50～59
60～69
70～79
80～
（歳）

便秘は女性がなるものと思われがちですが、高齢になると、男性でも便秘になりやすくなります。

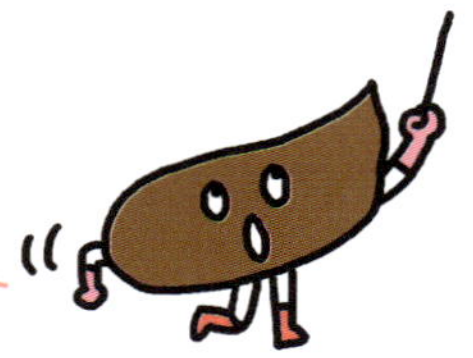

# あなたの便秘の「深刻度」は？

以下の8つの質問項目に対して、当てはまる選択肢を選んでみてください。
便秘の可能性や便秘の重症度がわかります。

| 質問項目 | 選択肢と配点 | | |
|---|---|---|---|
| | 0点 | 1点 | 2点 |
| おなかが張った感じ・ふくれた感じ | ない | ときどきある | いつもある |
| 排ガス量 | 普通または多い | 少ない | とても少ない |
| 排便の回数 | 普通または多い | 少ない | とても少ない |
| 直腸に便が充満している感じ | 全然ない | ときどきある | いつもある |
| 排便時の肛門の痛み | 全然ない | ときどきある | いつもある |
| 便の量 | 普通または多い | 少ない | とても少ない |
| 便の排泄状態 | 楽に出る | ときどき出にくい | いつも出にくい |
| 下痢または水様便 | ない | ときどきある | よくある |
| 小計 | 点 | 点 | 点 |
| 合計 | | | 点 |

### 結果判定

- 合計点が5点以上の人は便秘です
- 点数が高いほど便秘の症状が重いと考えられます

10点を超えるような深刻な便秘の場合は、病院を受診して、すぐに治療を始めることをおすすめします！

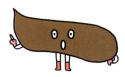

出所：「日本語版便秘評価尺度の検討」深井喜代子、杉田明子、田中美穂（『看護研究 Vol.28 No.3』1995年）から作成

# 便秘はなぜこわい？

## 便秘が生活の質を低下させる

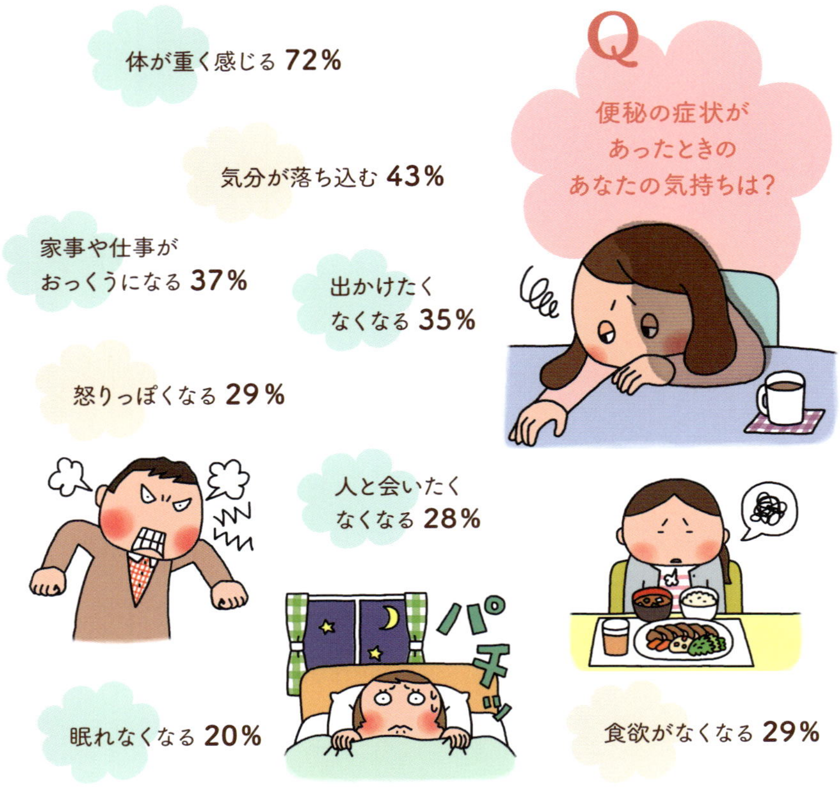
Q
便秘の症状があったときのあなたの気持ちは？
体が重く感じる 72%
気分が落ち込む 43%
家事や仕事がおっくうになる 37%
出かけたくなくなる 35%
怒りっぽくなる 29%
人と会いたくなくなる 28%
パチッ
眠れなくなる 20%
食欲がなくなる 29%

出所：アボットジャパン株式会社「便秘に関する意識調査」（2014 年）
（対象：直近 1 年間に「便秘の症状」があった 16 歳から 91 歳までの男女 29,161 名）

## 排便の異常が生活の質を低下させる

便秘について、「病気ではない」「ただの体質」と軽く考えている人も多いようです。日本の製薬会社が２０１４年に行なった調査では、およそ20％の人が便秘の症状があるときに何の対策もしていないと回答しています。

健康維持の基本は「快眠・快食・快便」といわれます。「寝る・食べる・排泄する」という基本的な生理現象が正常であることは、心身の健康に不可欠です。実際、さまざまな研究や調査で、慢性便秘症になると「生活の質が低下する」「労働生産性が下がる」といった報告がなされています。

便秘はほうっておくほど治りにくくなり、体に悪影響を及ぼします。改善のためには早めの対策が必要です。

# 気をつけて！便秘の悪循環

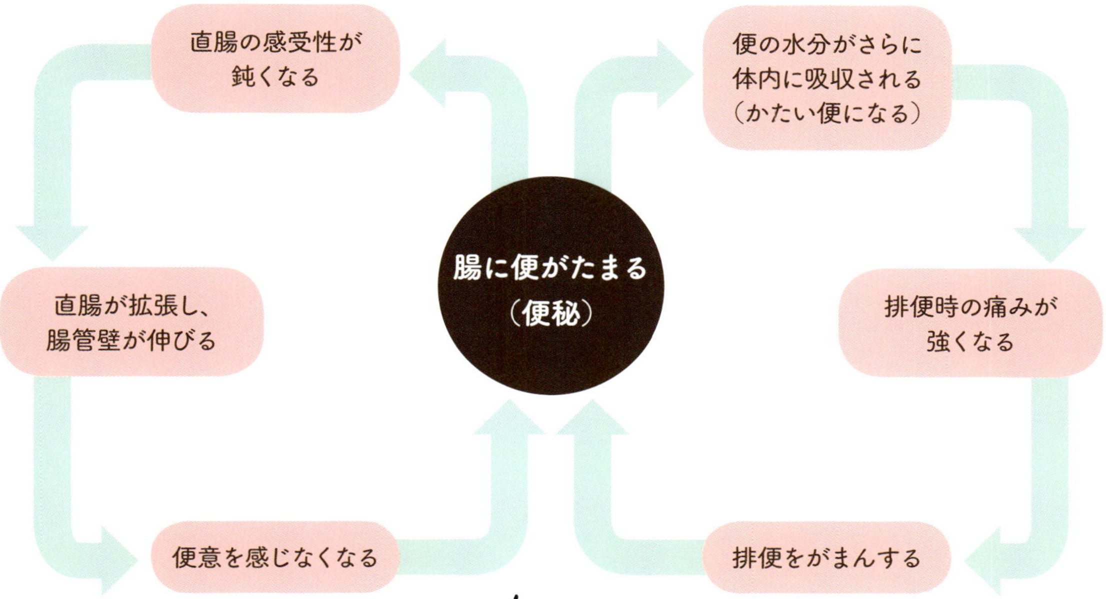

腸に便がたまる（便秘）
便の水分がさらに体内に吸収される（かたい便になる）
排便時の痛みが強くなる
排便をがまんする
直腸の感受性が鈍くなる
直腸が拡張し、腸管壁が伸びる
便意を感じなくなる


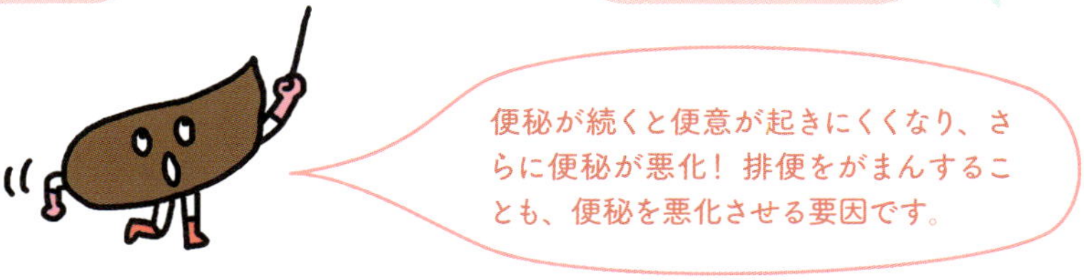

便秘が続くと便意が起きにくくなり、さらに便秘が悪化！ 排便をがまんすることも、便秘を悪化させる要因です。


### 便秘になると、病気になりやすい!?

## 腸内細菌と病気の関係

人の腸には 1000 種類以上、600 兆～ 1000 兆個もの細菌がいます。種類ごとに腸壁に密集している様子がまるで花畑のようなことから、「腸内フローラ」とも呼ばれます。近年、腸内細菌は、さまざまな病気と関係していることがわかってきました。

腸内細菌には、善玉菌、悪玉菌、日和見菌の 3 種類があり、2:1:7の割合でバランスが保たれています。ところが、何らかの理由でバランスがくずれ、悪玉菌が増えてしまうと、体にさまざまな悪影響が現われます。たとえば、免疫機能が低下したり、アレルギーを起こしやすくなったりするといわれています。ほかにも、糖尿病、大腸がん、うつ病などのさまざまな病気と腸内細菌との関係を示す研究報告も出てきています。

便秘も腸内細菌と深い関係があります。腸内の悪玉菌が増えると、腸の動きが悪くなって便秘になるのです。さらに、便秘になると、食べ物のカスが腸に長くとどまるため、これが悪玉菌のエサになって、腸内環境を悪化させる原因に。便秘を放置すると、間接的にさまざまな病気にかかるリスクを高めてしまう恐れがあるのです。

病気の基礎知識

# 4

# 便秘になるのはなぜ？

## 排便のメカニズム

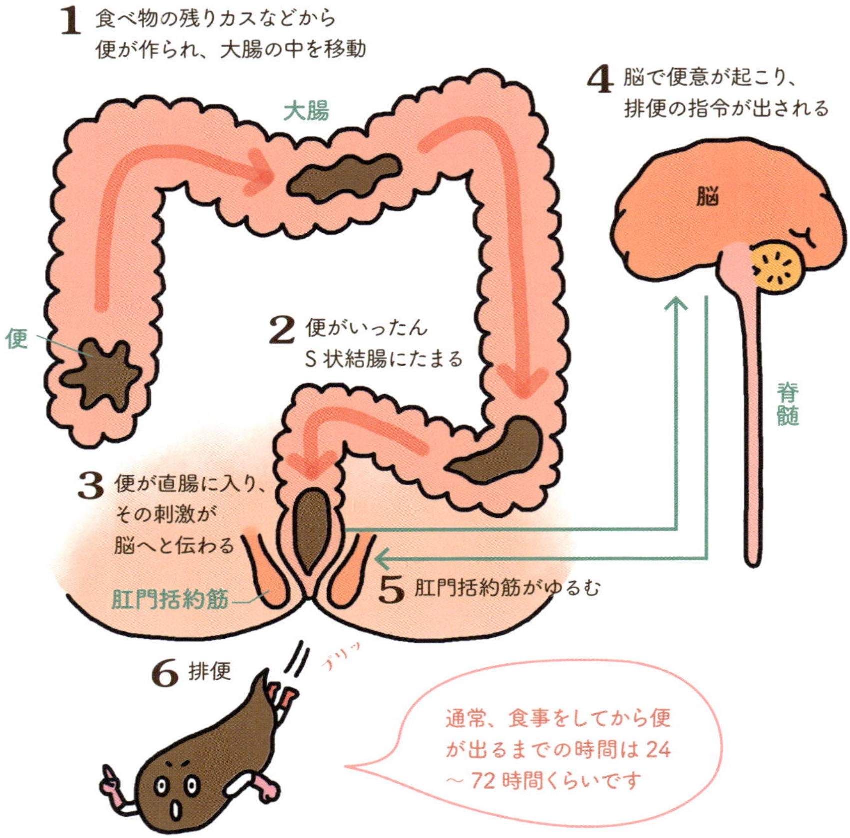
1 食べ物の残りカスなどから便が作られ、大腸の中を移動
大腸
便
2 便がいったんS状結腸にたまる
3 便が直腸に入り、その刺激が脳へと伝わる
肛門括約筋
4 脳で便意が起こり、排便の指令が出される
脳
脊髄
5 肛門括約筋がゆるむ
6 排便
ブリッ
通常、食事をしてから便が出るまでの時間は24～72時間くらいです

### 食事をしてから便が排出されるまで

口から入った食べ物は胃と小腸を通り、その間に多くの栄養分が消化吸収されます。吸収されなかった残りカスが大腸へと運ばれ、そこで徐々に水分が吸収されて固形の便になります。

できた便はすぐに排出されるのではなく、いったん直腸の手前にあるS状結腸というところにたまります。そして、大蠕動《だいぜんどう》という腸の大きな動きによって、便が直腸へと移動します。この大《だい》蠕動《ぜんどう》は特に食事が刺激になって起こり、これは胃・結腸反射と呼ばれます。

直腸に便が入ると、直腸の壁が広がり、その刺激が脊髄を通って脳へと伝わります。すると、便意が起こり、排便の指令が出されて、肛門のまわりの筋肉がゆるみ、便が排出されます。

# 慢性便秘を引き起こす原因

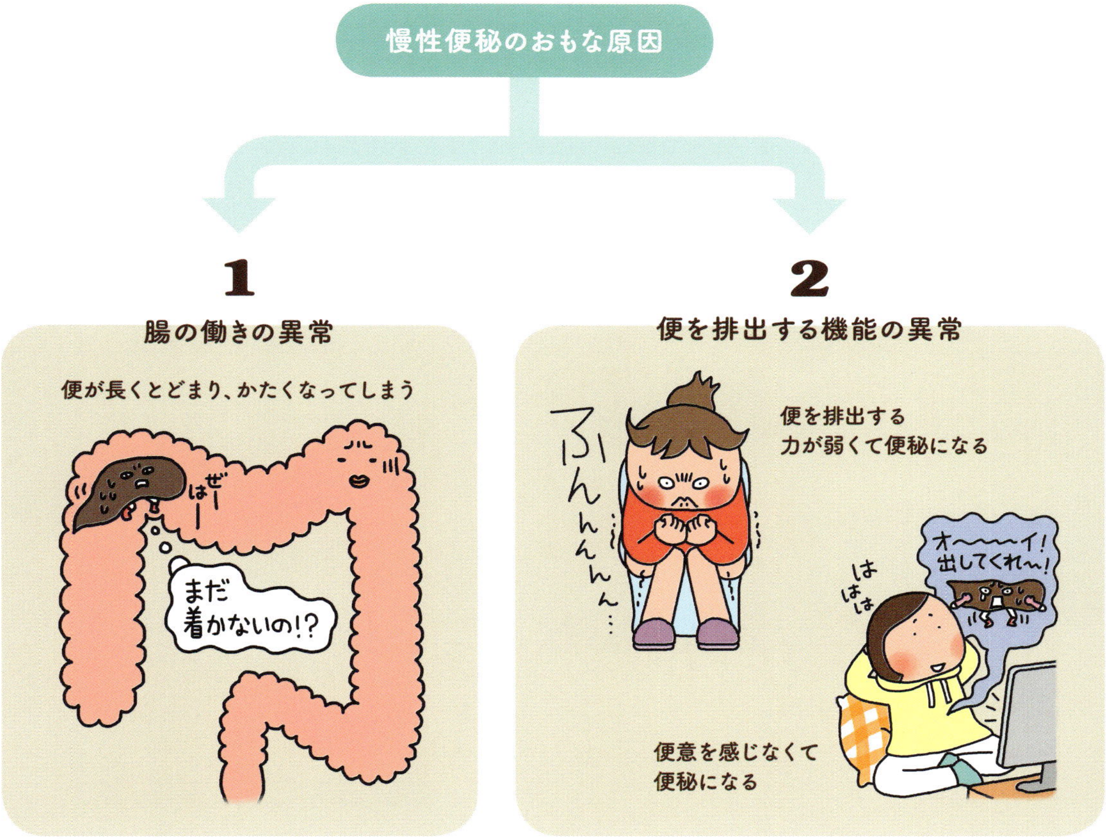
慢性便秘のおもな原因
1
腸の働きの異常
便が長くとどまり、かたくなってしまう
ぜー
はー
まだ着かないの!?
2
便を排出する機能の異常
便を排出する力が弱くて便秘になる
ふんんんんん…
オ〜〜〜イ! 出してくれ〜!
ははは
便意を感じなくて便秘になる

## 慢性便秘の2つのおもな原因

食事をしてから排便するまでのメカニズムに障害が起こると便秘や下痢になります。便秘を引き起こすおもな原因は、大きく分けて2つあります。

一つが「腸の働きの異常」です。腸は収縮運動（蠕動《ぜんどう》運動）をくり返して便を運ぶのですが、この力が弱かったり、強すぎたりすると便秘になります。便が長く大腸にとどまるため、便の水分が過剰に失われて、かたくなってしまうのです。

もう一つが「排便機能の異常」です。便意をがまんしたり、食事を抜くなど不規則な生活をしたりしていると、便意を感じにくくなり、便秘になります。また、いきむ力が弱かったり、肛門周辺の筋肉がうまく働かなかったりして、便がうまく排出できず便秘になる場合もあります。

ただし、便秘の中には病気が引き金になっているものもあります。対策をする前に、まずは自分の便秘のタイプを知っておく必要があるでしょう。

病気の基礎知識

5

# 便秘の種類と特徴

「慢性便秘症診療ガイドライン2017」に沿って解説！

## 慢性便秘の分類

| 原因分類 | | 症状分類 | 病態分類 | 原因となる病気・病態 |
|---|---|---|---|---|
| 器質性便秘 | 狭窄性 | | | 大腸がん、クローン病、虚血性大腸炎など |
| 器質性便秘 | 非狭窄性 | 排便回数減少型 | | 巨大結腸など |
| 器質性便秘 | 非狭窄性 | 排便困難型 | 器質性便排出障害 | 直腸瘤、直腸重積、巨大直腸、小腸瘤、S状結腸瘤など |
| 機能性便秘 | | 排便回数減少型 | 大腸通過遅延型 | ◆特発性（原因不明）<br>◆症候性（代謝・内分泌疾患、神経・筋疾患、膠原病、便秘型過敏性腸症候群など）<br>◆薬剤性（向精神薬、抗コリン薬、オピオイド系薬など）<br>大腸通過正常型 |
| 機能性便秘 | | 排便回数減少型 | 大腸通過正常型 | 食事量の不足（食物繊維の摂取不足を含む）、大腸通過時間検査での偽陰性など |
| 機能性便秘 | | 排便困難型 | 大腸通過正常型 | かたい便による排便困難・残便感（便秘型過敏性腸症候群など） |
| 機能性便秘 | | 排便困難型 | 機能性便排出障害 | 骨盤底筋協調運動障害、腹圧低下、直腸感覚低下、直腸収縮力低下など |

出所：『慢性便秘症診療ガイドライン 2017』
日本消化器病学会関連研究会
慢性便秘の診断・治療研究会 編
（南江堂）から作成

人によっては、複数の病態をあわせもつ場合もあります。

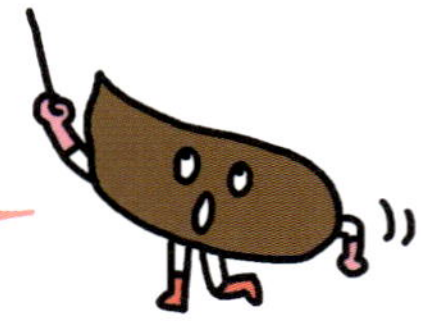

## 患者数が多い機能性便秘とは？

慢性便秘は、まず、器質性便秘と機能性便秘に分類できます。

器質性便秘とは、大腸そのものに病変があって起こる便秘のことで、さらに、大腸が狭くなっている狭窄性と、そうではない非狭窄性に分けられます。たとえば、大腸に発生したがんによって大腸が狭まり、便の通りが悪くなって起こる便秘は、狭窄性便秘に分類されます。

もう一つの機能性便秘は、大腸に病変はなく、排便のメカニズムがうまく働かなくて起こる便秘です。慢性的に便秘に悩む人の多くは、こちらに該当します。機能性便秘は症状によって、排便回数減少型と排便困難型に分けられます。排便回数が減少しているかど

## 便秘の原因になるおもな病気・病態

### 大腸がん
大腸にできる悪性腫瘍。腫瘍が大きくなると便秘が起こることもあります。ほかに、便に血が混じる、残便感、腹痛、下痢などの症状が現れます。

### クローン病
小腸を中心に、消化器官に潰瘍やただれができる原因不明の病気。特徴的な症状は腹痛と下痢ですが、小腸に潰瘍ができると、便秘になる人も。

### 糖尿病
糖尿病の合併症で神経障害が発症すると、自律神経が乱れて胃腸の働きが低下し、便秘が起こることがあります。下痢と便秘をくり返す場合もあります。

### 甲状腺機能低下症
甲状腺という臓器の機能が低下して、甲状腺ホルモンが不足する病気。全身の代謝が低下するため、消化管の動きも悪くなって便秘になります。

### 過敏性腸症候群
便秘や下痢などの便通異常と、腹痛や残便感などの腹部不快感がくり返される病気。下痢型、便秘型、下痢と便秘を交互にくり返す交代型があります。

### うつ病
うつ病の患者には便秘が多く見られます。食事量の減少や運動不足、ストレスによる自律神経の乱れ、薬の副作用などが原因と考えられています。

### パーキンソン病
脳の異常によって、手の震えや筋肉のこわばり、歩行障害などの症状が起こる原因不明の病気。腸の動きが悪くなって便秘になる人も多くいます。

### 直腸瘤
直腸と膣の間の壁が弱くなって、排便のときにいきむと、直腸が膣側にふくらんだ状態になる女性特有の症状。いきんでも便が出にくくなります。

このほかに、脳血管疾患や膠原病、慢性腎不全、薬の副作用などで便秘が起こることもあります。

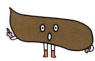

うかの目安は「週3回未満」ですが、排便が週3回以上あっても、おなかの張りや腹痛がある場合は、排便回数減少型に分類できます。

## 機能性便秘を細かく分類すると……

さらに、機能性便秘の排便回数減少型は、病態によって大腸通過遅延型と大腸通過正常型に分けられます。大腸通過遅延型は、大腸が便を運ぶ力が低下し、排便の回数や量が減る便秘です。病気が原因のこともありますが、原因不明の場合もあります。これに対し、大腸通過正常型は、大腸の能力には問題がなく、食事量の不足などによって排便回数や量が減る便秘です。

排便困難型には、大腸通過正常型と機能性便排出障害があります。大腸通過正常型は、便の回数や量は減っていないのに、過敏性腸症候群などが原因で便がかたく、出しにくくなるタイプです。機能性便排出障害は、排便に関係する筋肉や神経の働きが低下し、スムーズに便を排出できなくなる便秘です。

# 病気の基礎知識 6

# 便秘は市販薬で治る？

## 危険！ 下剤の乱用

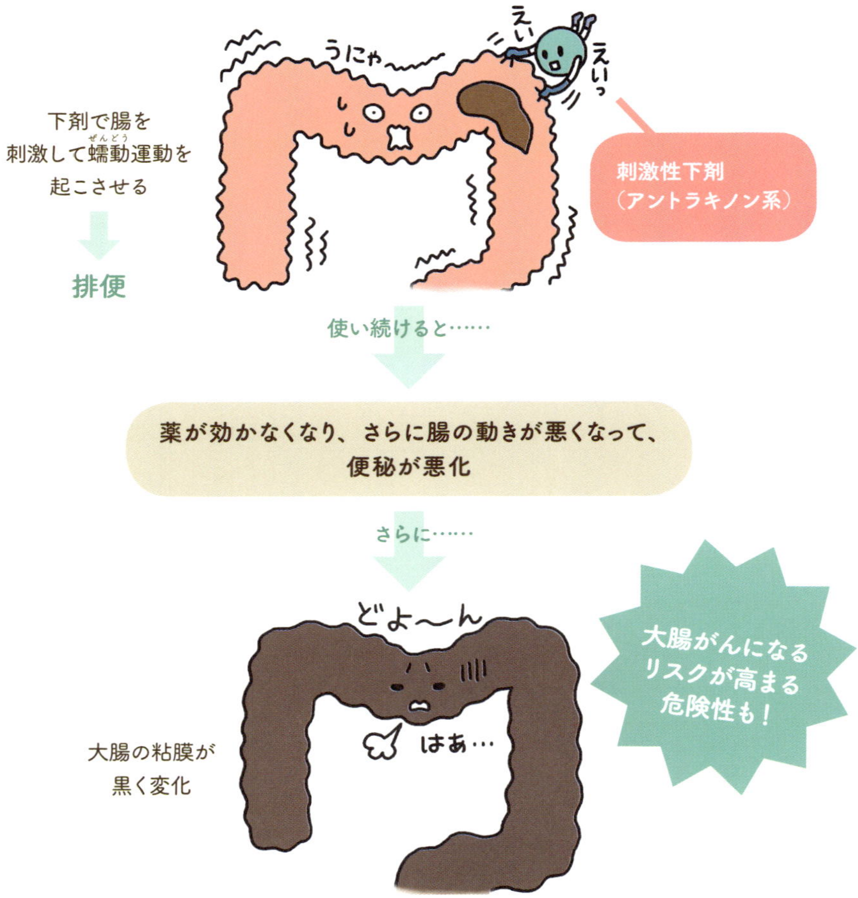

えい
えいっ
うにゃ〜
下剤で腸を刺激して蠕動《ぜんどう》運動を起こさせる
刺激性下剤（アントラキノン系）
排便
使い続けると……
薬が効かなくなり、さらに腸の動きが悪くなって、便秘が悪化
さらに……
どよ〜ん
はあ…
大腸の粘膜が黒く変化
大腸がんになるリスクが高まる危険性も！


### 逆効果になる下剤の使い方

薬局やドラッグストアですぐに手に入る下剤は、手軽な便秘解消法の一つでしょう。しかし、使い方によっては、逆効果になることもあります。特に、市販薬に多い「アントラキノン系刺激性下剤」（30ページ）は要注意。これは、センナ、大黄などが含まれた下剤で、大腸を刺激して蠕動《ぜんどう》運動を促す働きがあります。ただし、使い続けると効果がなくなり、さらに腸の動きが悪くなって、便秘が悪化してしまうのです。

アントラキノン系の下剤を長期にわたって使い続けると、大腸メラノーシスといって、本来ピンク色の大腸の粘膜が黒くなってしまいます。大腸メラノーシスは、大腸腫瘍と深い関係があるとの疑いももたれています。

# 便秘治療のプロセス

## 1　危険な病気が隠れていないかを確認

以下の5項目のうち、あなたに当てはまる項目は？

- □ 便秘が最近、突然発症した
- □ 体重が減った
- □ 大腸がんの家族歴がある
- □ 便に血がついている（直腸出血がある）
- □ 50 歳以上である

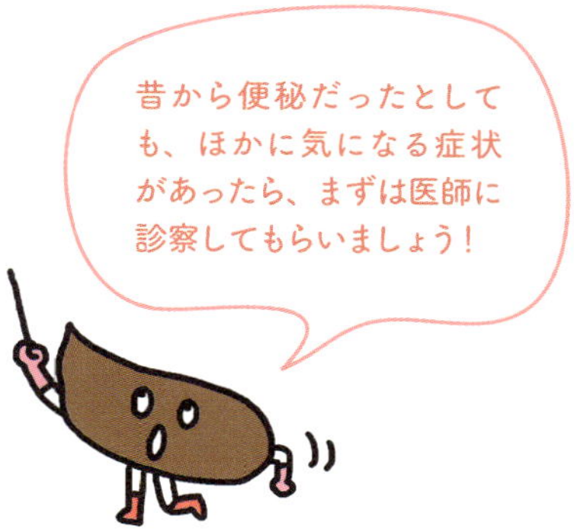
昔から便秘だったとしても、ほかに気になる症状があったら、まずは医師に診察してもらいましょう！

当てはまらない → 2へ

1つでも当てはまる → 医療機関で診察・検査

## 2　食事・生活習慣の改善を行なう （20 ～ 27 ページ）

## 3　薬による治療 （30 ページ）

## 4　専門的な検査・治療

専門的な医療機関で便秘の原因をくわしく調べて、原因に合わせた治療を行ないます。

医療機関で診察・検査 → 治療

## 薬の前に、まずは食生活の見直しを

「便秘のときは、下剤で出せばいい」と安易に薬に頼るのは、下剤の乱用につながります。便秘を改善し、正常でスムーズな排便をとり戻すための基本となるのは、食事や運動、正しい排便習慣といった生活改善です。中でも食事のとり方は特に重要。食べる物は便の材料になりますし、その内容によって腸の働きも変わってくるからです。下剤を使うのは、生活習慣を見直してみて、それでもなかなか効果が出ない場合にしましょう。

もし、上の図のように「最近、突然便秘になった」「便に血がついていた」など、気になる症状がある場合は、すぐに医療機関を受診してください。危険な病気が隠れている可能性もあるので、きちんと調べてもらいましょう。

下剤を使う場合も、まずは自分に合った薬の種類とその量を、医師に処方してもらったほうが安心です。そのさい、生活習慣についてのアドバイスをもらうこともできるでしょう。

食事のポイント
1

# 便秘解消のカギは食物繊維

## 便秘を解消する食事の基本

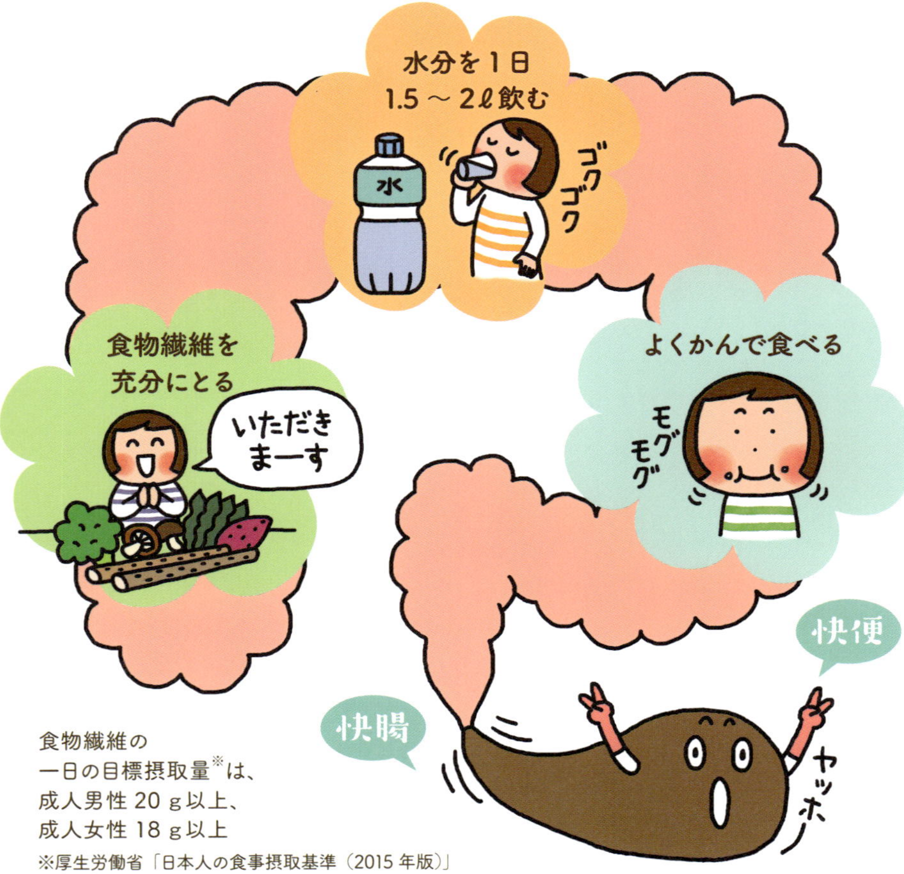

水分を1日
1.5 ～ 2ℓ飲む
水
ゴクゴク
食物繊維を
充分にとる
いただき
まーす
よくかんで食べる
モグモグ
快便
快腸
ヤッホー


食物繊維の
一日の目標摂取量※は、
成人男性 20 g以上、
成人女性 18 g以上
※厚生労働省「日本人の食事摂取基準（2015 年版）」

### 食物繊維を充分にとることが大事

便秘解消のために、食生活でまず心がけたいのは、食物繊維を充分にとることです。食物繊維は体内で消化されにくい成分で、不溶性食物繊維と水溶性食物繊維があり、それぞれに排便を助ける働きがあります。不溶性食物繊維は穀類や豆類に、水溶性食物繊維は野菜や海藻、くだものなどに多く含まれます。便秘解消のためには、両方をバランスよくとることがたいせつです。

また、よくかんで食べることも重要です。よくかむと、食べ物が細かくなるのはもちろん、唾液と充分に混ざって消化しやすくなります。胃腸への負担が減り、便秘解消にもつながるのです。便の水分量を保つために、水分をしっかりとることも心がけましょう。

# 食物繊維はなぜ便秘解消にいいの？

## 水溶性食物繊維

- 水にとけてぬるぬるとしたゲル状になり、便がかたくなるのを防ぐ。
- 不要な物質を吸着し、体外へ排出。
- 腸内の善玉菌を増やす。

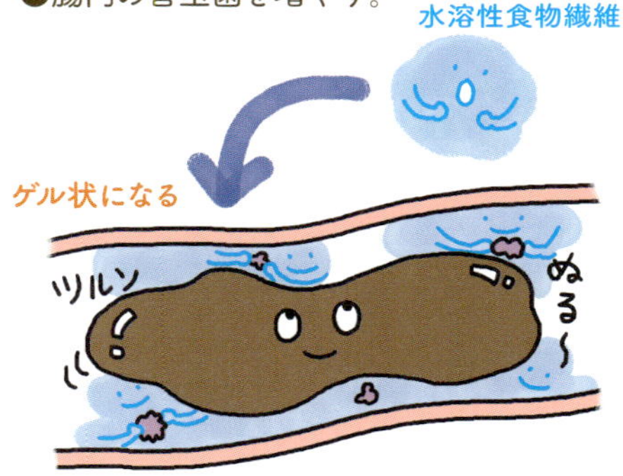


## 不溶性食物繊維

- 水を吸収してふくらみ、便の量を増やす。
- ふくらんだ不溶性食物繊維が腸を刺激するため、蠕動《ぜんどう》運動が活発になる。

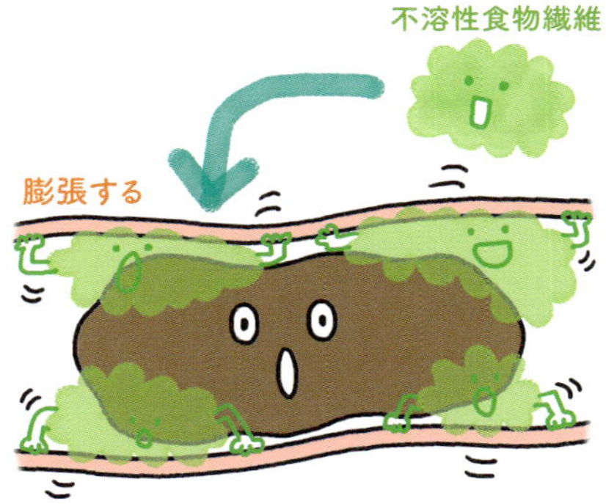


便通が改善！

## 食物繊維が便秘に効く理由

不溶性食物繊維は、水を吸収してふくらみ、便の量を増やします。便の量が増えることで大腸が刺激され、便通がよくなります。一方、水溶性食物繊維は、水にとけてゲル状になり、便のやわらかさを保持。腸内の善玉菌を増やす働きもあります。また、コレステロールや糖質の吸収をおさえる働きもあるので、コレステロール値が高い人や糖尿病の人には特におすすめです。

食物繊維の一日の目標摂取量は、成人男性20g以上、成人女性18g以上ですが、日本人の一日の摂取量は平均14g程度と不足がち。いろいろな食品から、不溶性食物繊維と水溶性食物繊維を摂取しましょう。「不溶性2」対「水溶性1」のバランスが理想です。

主食となる穀類をしっかりとることも効果的です。ごはんやパンには糖質が多いイメージがあるかもしれませんが、食物繊維も含まれています。特に、玄米、全粒粉のパン、大麦などは、食物繊維が豊富です（39、84ページ）。

食事のポイント

# 2 マグネシウム&発酵食品をとろう

## マグネシウムの働きと食品

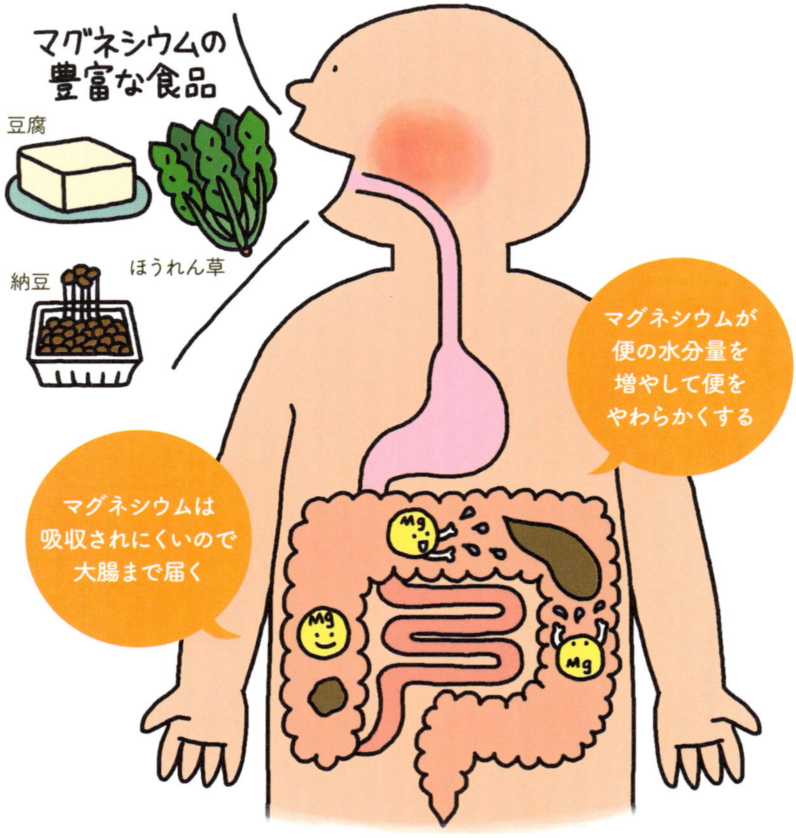


### 便の水分量を増やすマグネシウム

「便秘にマグネシウムが効く」と聞いてもピンとこない人が多いと思いますが、じつは、マグネシウムは下剤にも使用されるほど便秘を解消する効果が高い栄養素です。腸内の水分量を増やし、便をやわらかくして排便しやすくする働きがあります。日本人はマグネシウムが不足しがちなので、便秘の人は意識して摂取量を増やしましょう。

マグネシウムの一日の推奨量の目安は、成人男性で３２０～３７０㎎、成人女性で２７０～２９０㎎。マグネシウムを多く含む食品には、豆腐、海藻類、ナマコ、ほうれん草などがあります（36ページ）。納豆や枝豆は、1食分あたりのマグネシウムの量が多く、手軽に食べられるのでおすすめです。

# 発酵食品＋オリゴ糖の効果

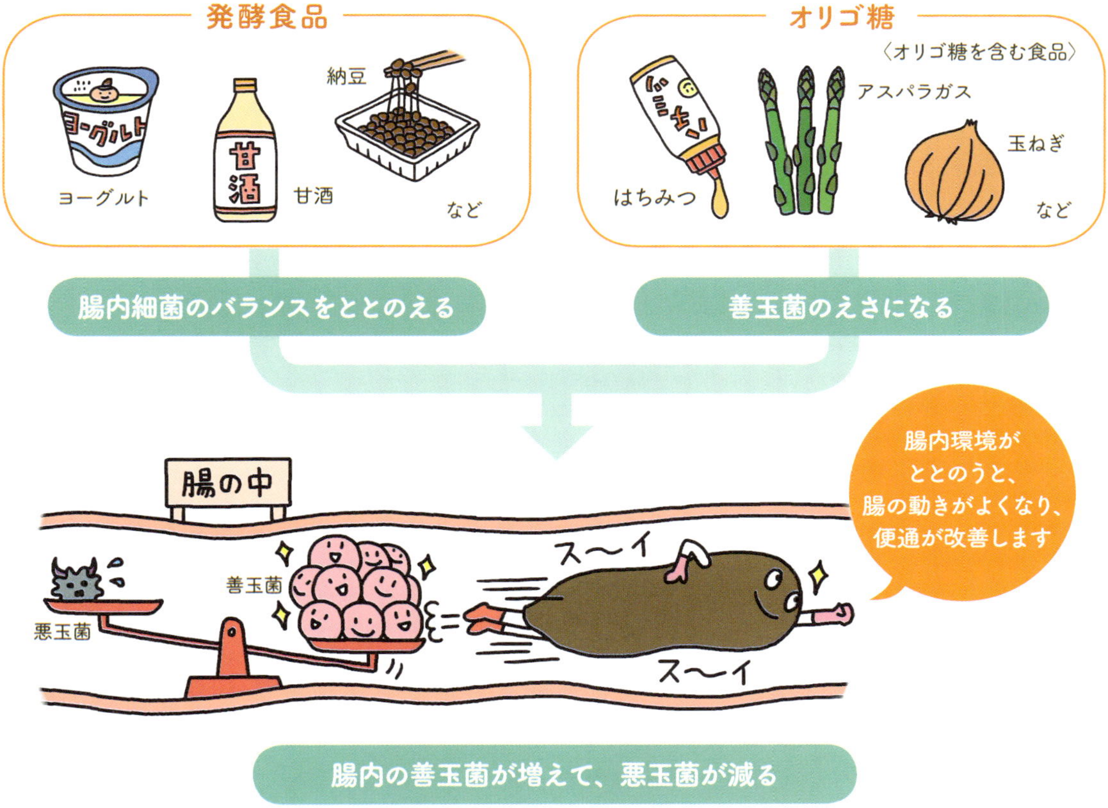


## 腸内環境をととのえる発酵食品

便秘にヨーグルトがよいことは広く知られています。これは、ヨーグルトに腸内細菌のバランスをととのえるビフィズス菌や乳酸菌などの微生物が含まれているからです。ヨーグルト以外にも、納豆やキムチ、みそなどの発酵食品にも同じように微生物がいて、腸の善玉菌を増やす働きがあると考えられています。

さらに、発酵食品といっしょにとると効果的なのがオリゴ糖です。オリゴ糖は、腸内の善玉菌のエサになるため、善玉菌を増やすのに役立ちます。オリゴ糖が多く含まれる食品は、アスパラガス、ごぼう、玉ねぎなどの野菜や、大豆、はちみつなどです。

いずれもたいせつなのは、毎日、継続して食べることです。発酵食品とオリゴ糖の組み合わせを食卓の定番に加えてください。ビフィズス菌やオリゴ糖が含まれ、腸の調子をととのえる効果が認められた「特定保健用食品」を利用するのもよいでしょう。

生活のポイント

1

# 排便を習慣化するには？

## 「快眠+朝食」で、自然な便意

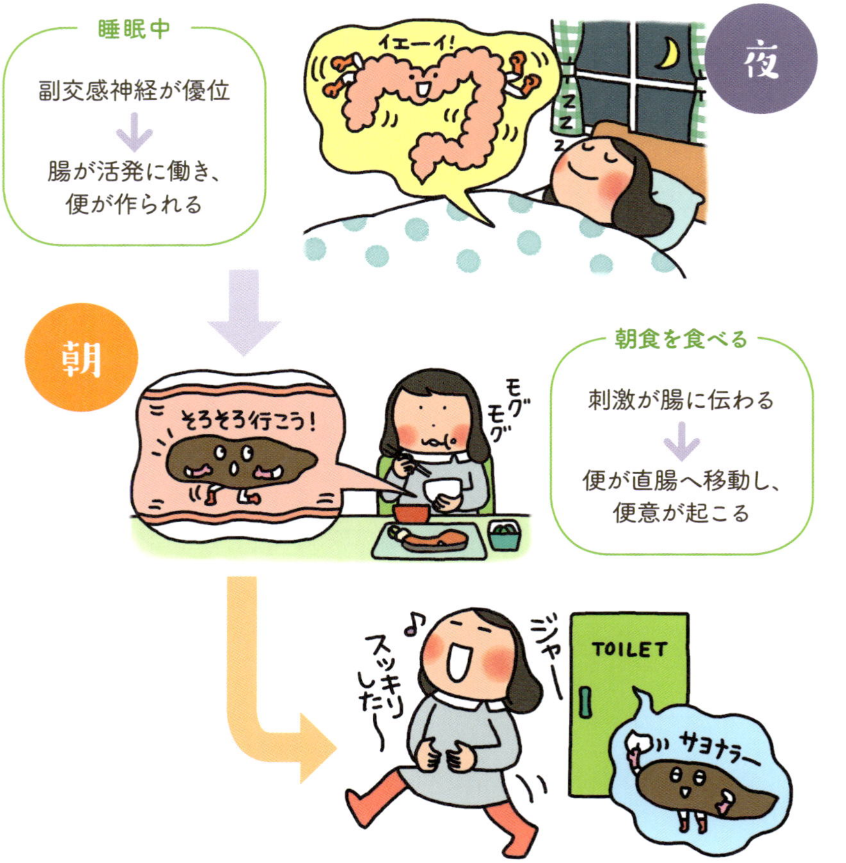
睡眠中
副交感神経が優位
腸が活発に働き、便が作られる
イエーイ!
夜
朝
そろそろ行こう!
モグモグ
朝食を食べる
刺激が腸に伝わる
便が直腸へ移動し、便意が起こる
ジャー
スッキリした〜
TOILET
サヨナラー

### 睡眠中に便が作られ、朝食の刺激で便意が

排便のメカニズム（14ページ）を正常に働かせるには、規則正しい生活がたいせつです。特に睡眠と朝食は排便習慣に大きな影響を与えます。

　腸の働きは自律神経によってコントロールされていて、副交感神経が優位になると、腸の働きが活発になります。副交感神経が優位になるのは、体がリラックスしているとき。そのため、睡眠中には腸が活発に働いて、便を作ります。そして起床後、朝食を食べることで胃腸が刺激され、大蠕動《だいぜんどう》で便が直腸へと運ばれて、便意が起こります。朝が「排便のゴールデンタイム」といわれるのはそのためです。

　ところが、寝つきが悪かったり、眠りが浅かったりすると、副交感神経が

# 意外にたいせつ！排便時の姿勢

## 排便しやすい姿勢

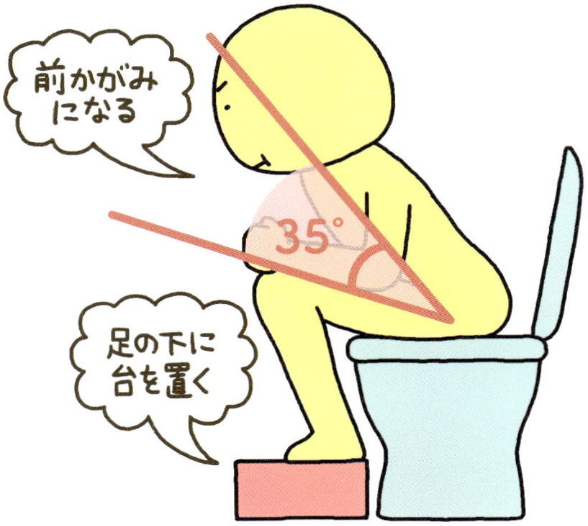


### まっすぐにすわった場合

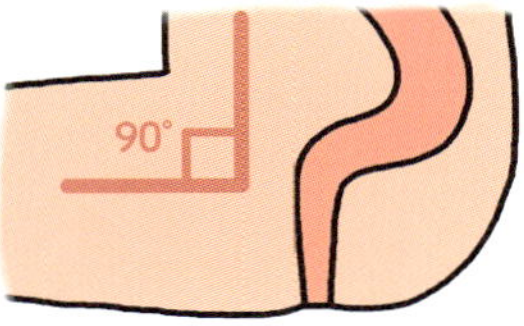


直腸が「く」の字に曲がっていて、便が出しづらい状態。

### 前かがみですわった場合

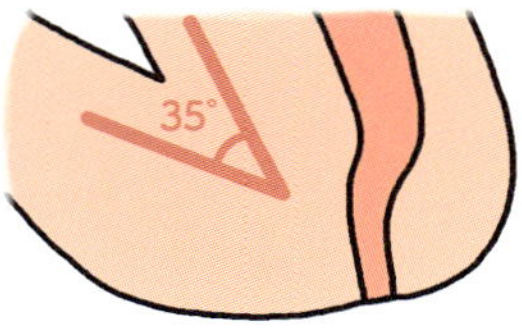


直腸が伸びて、肛門との角度がゆるやかになり、便が出しやすくなる。

**排便リズムを作るには…**

- 便意がなくても、毎日決まった時間にトイレに行く
- トイレタイムは余裕をもって。出なくても3分間は便座にすわるようにする

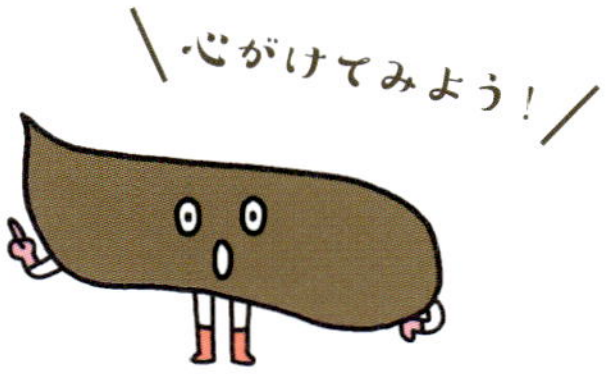


優位にならず、腸の働きも悪くなります。また、朝食を抜くと大蠕動《だいぜんどう》が起こりづらくなり、便意が起こらなくなります。便秘を予防、改善するには、質のよい眠りと朝食が欠かせません。

## 決まった時間にトイレに行く習慣を

排便リズムを体に覚えさせるには、決まった時間にトイレに行く習慣もたいせつです。起床後は便意が起こりやすい時間帯ですが、かならずしも朝でなければいけないわけではありません。朝はどうしても時間がないという人は、昼でも夜でもかまわないので、決まった時間にトイレに行くようにしましょう。出なくても3分間は便座にすわること。そのとき、おなかをマッサージするのも効果的です（29ページ）。

また、日本人の場合、まっすぐすわるよりも、上の図のように上半身を前に倒した状態ですわったほうが、直腸と肛門の角度がゆるやかになって、便が出やすくなります。そのさい、足の下に台を置くとより効果的です。

生活のポイント

# 2 運動とリラックスで便秘を改善

## 習慣にしたい運動の例

### 1 一日 30 分・1 万歩を目安に歩く

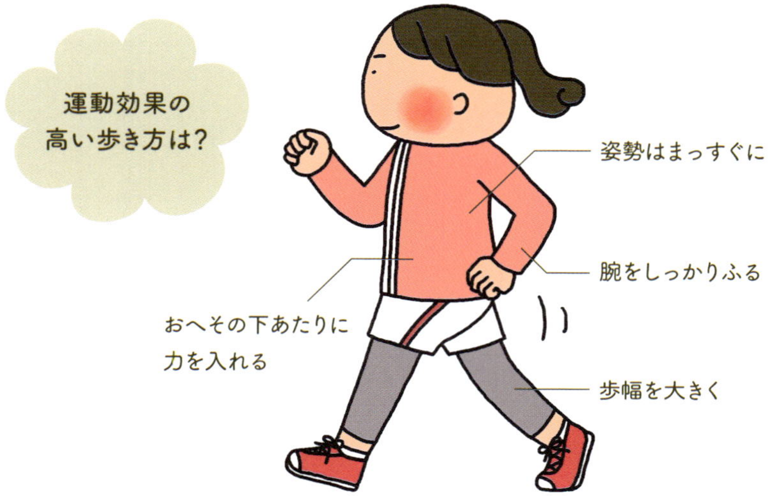
運動効果の
高い歩き方は?
姿勢はまっすぐに
腕をしっかりふる
おへその下あたりに
力を入れる
歩幅を大きく

### 2 腹筋などの体幹を鍛える運動

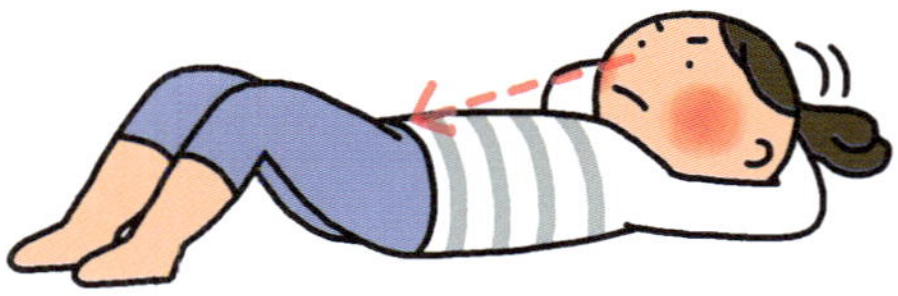

おなかに力を入れて頭を上げ、おへそを見て、頭を下げるを 10 回くり返す。肩が床から離れる程度に頭を上げればOK！

## 運動＋休息で腸の働きを活性化

便秘解消に運動が効果的である理由の一つは、血流がよくなるためです。血流がよくなれば、筋肉に栄養が届きやすくなり、腸の動きも活発になります。

また、運動によって、筋力を鍛えることができます。特に、いきむときに必要な体幹の筋肉が鍛えられれば、便を排出する力がアップします。

適度の運動をしたあとは、しっかりと休息をとることが重要です。運動すると、体温は上昇して興奮状態になり、交感神経が優位になりますが、運動後に休息すると、体の興奮を鎮めるために、自然に副交感神経が優位になります。体がリラックスして副交感神経が優位になると、腸の働きが活性化されるので、便秘解消に役立つのです。

# 体と心をリラックスさせる自律訓練法

**1** 横になるか、いすに深く腰かけて、目を閉じ、深呼吸して全身をリラックスさせる。
「気分が落ち着いている」と心の中で唱え、気持ちを静める。

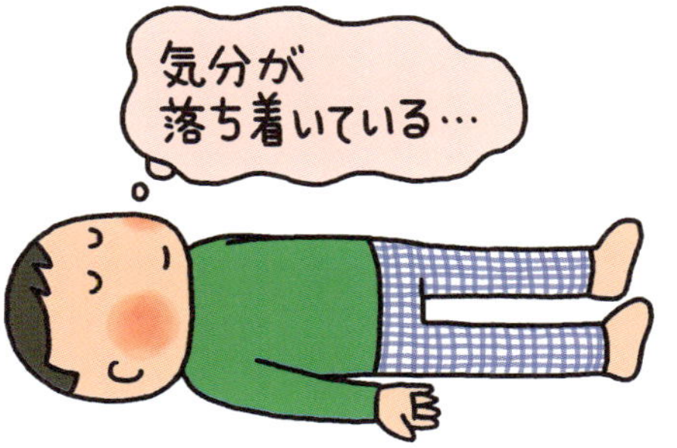


**2** 「右手（利き手）が重たい」と心の中で唱えながら、右手が重たくなっていくのを感じる。同様に、左手（利き手と反対の手）、右足、左足の順に行なう。

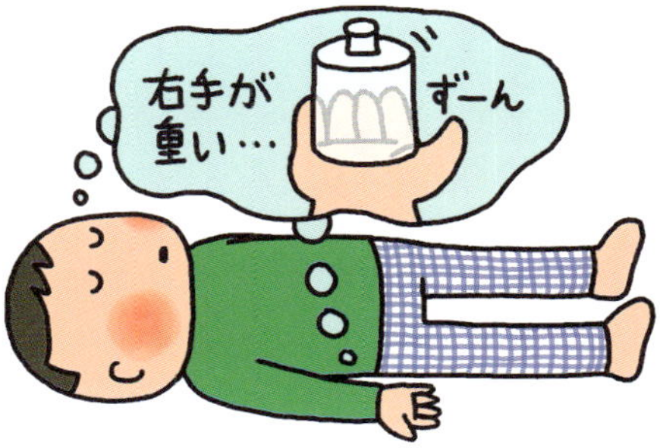


**3** 「右手（利き手）が温かい」と心の中で唱えながら、右手が温かくなっていくのを感じる。同様に、左手（利き手と反対の手）、右足、左足の順で行なう。

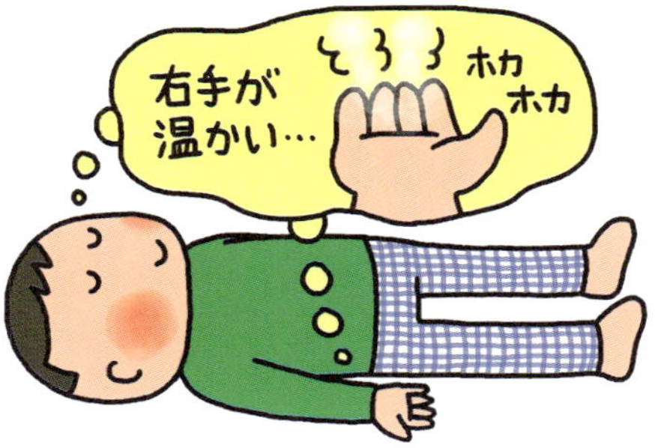


自律訓練法を終えるときには、以下のような「消去動作」を行なうようにしましょう。

1. 両手を開いたり閉じたりする
2. 両ひじを曲げ伸ばしする
3. 大きく背伸びをする
4. 深呼吸する

## ストレスが便秘の原因に

便秘とストレスには大きな関係があります。過度なストレスがかかった状態が続くと、心や体は緊張して、常に交感神経が優位になり、副交感神経がうまく働かなくなってしまうからです。その結果、腸の働きが低下して、便秘につながります。ある研究報告では、慢性便秘症患者の約6割に、うつや不安などの心理的な問題が見られることが示されています。

ストレスはだれにでもあるものですから、ため込まないように、ときどき発散することがたいせつです。ストレス発散の方法は、自分がリラックスできて、気分がよくなることであれば、ヨガでも、アロマテラピーでも、入浴でも、なんでもかまいません。自分なりのリフレッシュ方法を見つけて、実践していきましょう。

上記で紹介した、ドイツの精神科医シュルツによって開発された「自律訓練法」も、心身をリラックスさせ、ストレスや緊張をやわらげる方法の一つです。

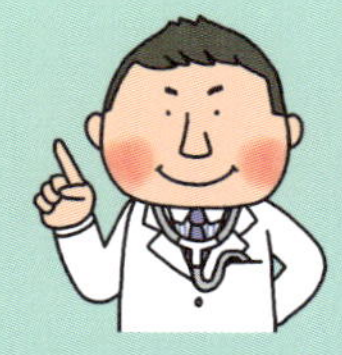

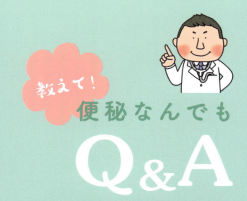

教えて！

# 便秘なんでもQ&A

患者さんからよく質問される
便秘にまつわる疑問にお答えします。

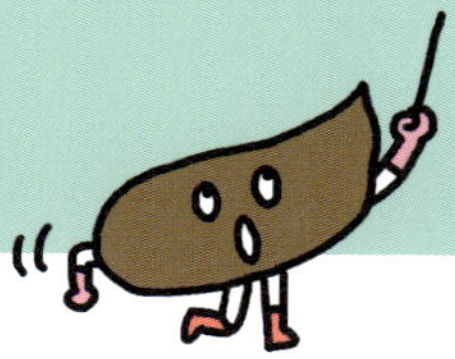

## Q 便秘で病院を受診するときは、何科に行けばよいのですか？

**A** 病院やクリニックの中には、「便秘外来」「便秘異常外来」「お通じ外来」といった外来を設置しているところも増えてきています。そういったところなら、便秘を専門的に検査、治療できるので安心です。また、便秘にかかわる腸にくわしい「胃腸科」や「消化器内科」も便秘のさいに受診するのに適した科です。

ただ、便秘の治療には時間がかかるため、通いやすい病院や信頼できる医師を選ぶこともたいせつです。いつもお世話になっているかかりつけ医（内科医）がいるのであれば、まずはそこで相談してみるとよいでしょう。

## Q 便は何でできているのですか？

**A** 便＝食べ物の残りカスというイメージがあるかもしれませんが、それは正確ではありません。健康な人の便の場合、その約80％を占めるのが水分で、残りの20％ほどが固形成分です。この固形成分に食べ物のカスがどのくらい含まれているかというと、その3分の1程度にすぎません。残りの成分は、3分の1ははがれた腸粘膜、3分の1は腸内細菌となります。水分を除いた便1gには、6000～1兆個の腸内細菌が含まれています。

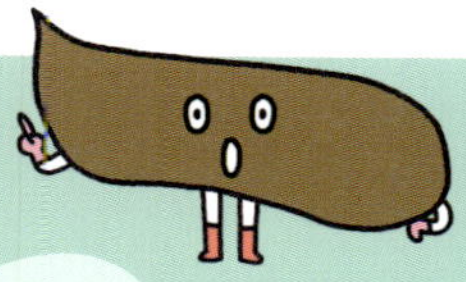

## Q 食物繊維を多めにとるようにしたら、おなかが痛くなりました。原因は何でしょうか？

**A** 慢性便秘症の患者さんの中には、腸がけいれんしたように激しい収縮運動をくり返し、便がスムーズに運ばれないことが原因で便秘になっている人がいます。このようなタイプの便秘では、不溶性食物繊維をとりすぎると、食物繊維が腸内で膨張することで、腸が刺激されて収縮運動がますます激しくなり、腹痛を起こすこともあります。不溶性食物繊維は控えめにして、水溶性食物繊維を中心にとるように心がけましょう。腸を刺激する香辛料やアルコール、カフェインなども控えてください。また、ストレスや疲労が原因である場合が多いので、ゆっくり休んだり、リラックスしたりすることもたいせつです。症状がひどい場合は、便をやわらかくする下剤や、腸の運動を調整する薬剤などでの治療もできるので、医師に相談してみてください。

## Q おなかのマッサージは効果がありますか？

A 便秘に対しておなかのマッサージが有効なことは、いくつかの研究結果でも報告されています。トイレに行く前やトイレの中で行なうとよいでしょう。

具体的なやり方としては、おなかに両手を重ねて置き、おへそを中心に、時計回りに円を描くようにして、1～2分さすります。また、便のたまりやすいS状結腸のあたり（おへその左斜め下）に両手を重ねて置き、押したり、ゆるめたりを10回くらいくり返すのも効果的です。

## Q もしかしたら、直腸瘤が原因の便秘かもしれません。病院で治療する必要がありますか？

A 直腸瘤（17ページ）かどうかは、便秘外来や胃腸科、消化器内科などで医師に診断してもらわなければわかりません。ただ、直腸瘤が原因の便秘であっても、治療の第一歩が生活習慣の改善であることに変わりはありません。特に、便がかたくなると、強くいきんだときに直腸瘤に便がひっかかりやすくなるため、便をやわらかくすることがたいせつです。水分や水溶性食物繊維などを充分にとりましょう。生活習慣によっては、直腸瘤でも快便の人は大勢います。

さまざまな対策をしても便秘が改善されない場合は、医師に相談して、直腸瘤の検査、治療を行なう必要があります。直腸瘤の治療法としては、下剤を使った治療や骨盤底筋の訓練などのほか、手術による治療もあります。

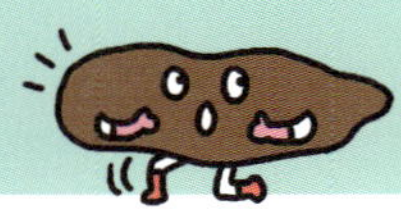

## Q 便秘型過敏性腸症候群は、一般的な便秘とどう違うのですか？治療法の違いはありますか？

A 便秘型過敏性腸症候群の場合、「腹痛や腹部不快感がくり返される」「排便によっておなかの症状が軽くなる」といった特徴があります。ただし、一般的な便秘でも同じような症状が現われることがあるため、明確に区別できない場合もあります。また、治療法もほとんど同じで、食事や運動などの生活習慣の改善と薬物処方がおもな治療になります。ただ、過敏性腸症候群の場合は、ストレスが原因なので、緊張をゆるめてリラックスする方法を見つけ、ストレスをためないようにすることが特に重要です。

## Q 便秘になると、体臭や口臭が臭くなるというのは、本当ですか？

A じつは、便秘は体臭にも影響を与えることがあります。便秘によって、便が長い間、腸にとどまっていると、腸内に悪玉菌が増えて、便の腐敗、発酵が進みます。すると、アンモニアや硫化水素といった臭いガスが発生。においの成分が腸から吸収され、血液に乗って全身へ運ばれます。これが、体臭や口臭の原因になることがあるのです。そのにおいは、腐敗臭、魚のにおい、便のにおいなどと表現されます。

column

治療のポイント

# 便秘の治療に使われる薬

便秘の治療によく使われる薬は下剤です。下剤には、大きく分けて「機能性下剤」と「刺激性下剤」の2つの種類があります。

「機能性下剤」は、便をやわらかくする作用をもつ薬です。機能性下剤の中の「塩類下剤」は、作用がおだやかで副作用も少ないので、便秘の第一選択薬となっています。ただし、腎臓病の人や、高齢で腎機能が弱っている人が使うときは注意が必要です。また、上皮機能変容薬は、比較的新しい薬で、慢性便秘症や便秘型過敏性腸症候群の治療薬として推奨されています。

「刺激性下剤」は、腸を直接刺激して、蠕動《ぜんどう》運動を高める薬です。市販されているものも多く、手軽に使えますが、使い方には注意が必要です（18ページ）。使用は短期間に限定し、連続して使わないようにしましょう。

## おもな便秘薬の種類

**機能性下剤**
便をやわらかくして排便しやすくする薬

- **塩類下剤** ← 第一選択薬
  - ＊酸化マグネシウム
  - ＊クエン酸マグネシウム など
- **糖類下剤**
  - ＊ラクツロース など
- **浸潤性下剤**
  - ＊ジオクチルソジウムスルホサクシネート
- **膨張性下剤**
  - ＊カルメロース（カルボキシメチルセルロース） など
- **上皮機能変容薬**
  - ＊ルビプロストン
  - ＊リナクロチド

**刺激性下剤**
腸を刺激して蠕動《ぜんどう》運動を促す薬

使用する場合は短期間で

- **小腸刺激性下剤**
  - ＊ヒマシ油 など
- **大腸刺激性下剤**
  - ＊アントラキノン系
    （センノシド、センナ、アロエ、大黄 など）
  - ＊ジフェニール系
    （ビサコジル、ピコスルファートナトリウム など）

**その他**

- **坐薬**
- **浣腸**
- **漢方薬**（大黄甘草湯、麻子仁丸 など）

# 第2章

# 便秘にはどんな食事がいいの？

便秘解消のためには、食物繊維を
充分にとることがたいせつ。
一日の摂取量は、成人男性20g以上、
成人女性は18g以上が目標です。
ここでは、食物繊維がたっぷりとれて
栄養バランスもよい献立を紹介します。
排便のリズムをととのえるためにも、
一日3食をなるべく決まった時間に
しっかり食べるようにを心がけましょう。

理想はしっかり一日3食。間食でも食物繊維をプラス

# おなかすっきり！ 一日の献立例

「食物繊維を充分に、栄養バランスよく」って、具体的にはどんな食事をすればいいの？
理想的な献立例からイメージしてみましょう。

## 昼食

・おからのお好み焼き
・野菜の酢じょうゆあえ
・にんじんジュース（46ページ）

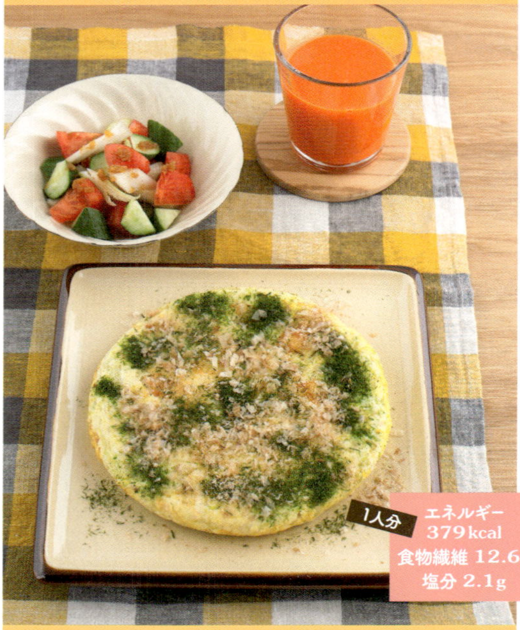
1人分
エネルギー
379kcal
食物繊維 12.6g
塩分 2.1g

主食と主菜を兼ねためん、どんぶり、お好み焼きなどは、具をたっぷり入れて食物繊維をアップするのがポイント。ジュースやくだものをプラスしてもよいでしょう。市販のお弁当の場合は揚げ物が多く野菜が少ないため、食物繊維が不足しがち。エネルギー控えめのものを選び、野菜スープ、豆サラダなどのサイドメニューを追加して、足りない栄養素を補うように心がけてください（外食のポイントは56ページ）。

## 朝食

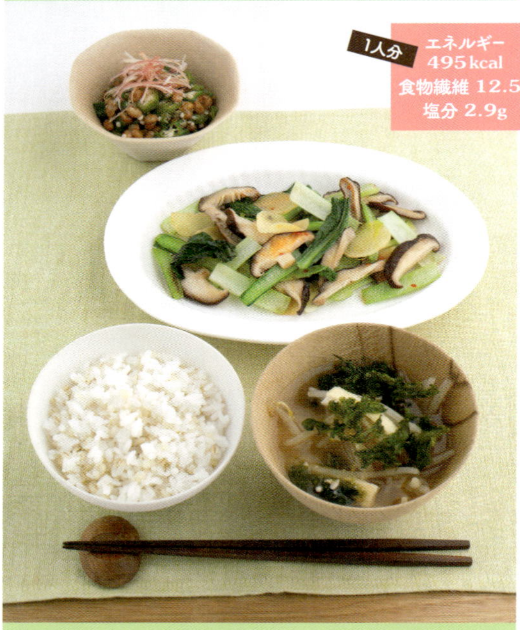
1人分
エネルギー
495kcal
食物繊維 12.5g
塩分 2.9g

朝は排便のゴールデンタイム。朝食をとって頭と体に刺激を与えることは、便意を起こすためにもたいせつです。ごはんやパンなどの主食と、主菜、副菜がそろった朝食が理想ですが、シリアル、ヨーグルト、くだものなど簡単なものだけでも食べる習慣をつけましょう。

・もち麦入りごはん
・オクラ納豆
・小松菜ときのこのピリ辛しょうがいため
・もやしとあおさのみそ汁（40ページ）

**この献立例の一日の栄養価**

エネルギー 1,721 kcal
食物繊維 38.7g
塩分 7.1g

一日の目標量18～20gをクリア！

主食に食物繊維が豊富なもち麦入りごはんをとり入れ、野菜、きのこ、海藻、豆製品などをこれだけたっぷり食べれば、目標とする食物繊維 18 ～ 20g を軽々クリア！ こんなふうに毎食理想の食事をするのはむずかしいかもしれませんが、できることから心がけてみましょう。

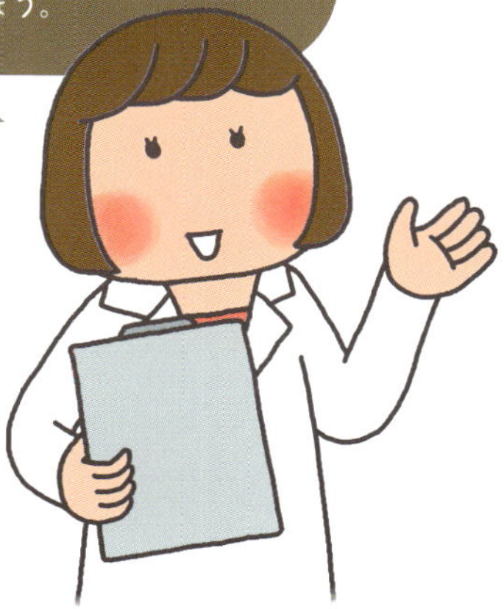

## 夕食

- もち麦入りごはん
- チキンのイタリア風煮込み
- グリーンポテト
- 豆と野菜のサラダ（52ページ）

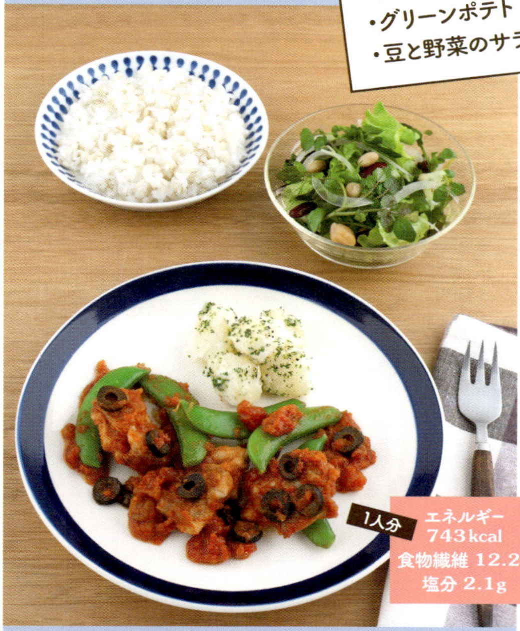

1人分 エネルギー 743 kcal 食物繊維 12.2g 塩分 2.1g

肉や魚などを使った主菜にも、野菜、海藻、きのこなどをたっぷりと添えて食物繊維をアップ！ 料理がボリュームアップして食べごたえも増します。そこに、野菜や豆製品、芋などを中心とした小さなおかずを副菜として１～２品組み合わせましょう。品数が増えると塩分も多くなりがちなので、うす味を心がけることも忘れずに。よくかんで食べればうす味でも素材の味が感じられますし、便秘解消にも効果的です。

## 間食

- ホットりんご（103ページ）

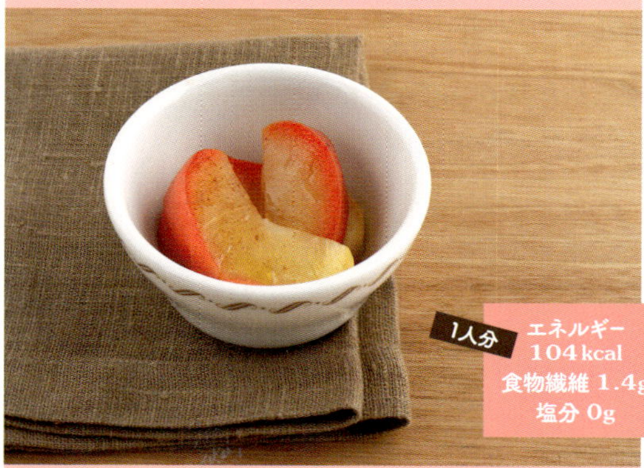

1人分 エネルギー 104 kcal 食物繊維 1.4g 塩分 0g

甘味を楽しみつつ食物繊維がとれる、くだもの、さつま芋、かぼちゃなどをおやつにするとよいでしょう。ヨーグルト、甘酒といった発酵食品も、おなかの調子をととのえてくれます（おやつにおすすめの食材は 98 ～ 99 ページ）。発酵食品といっしょに、オリゴ糖を含む食品（37 ページ）もとると、より効果的です。

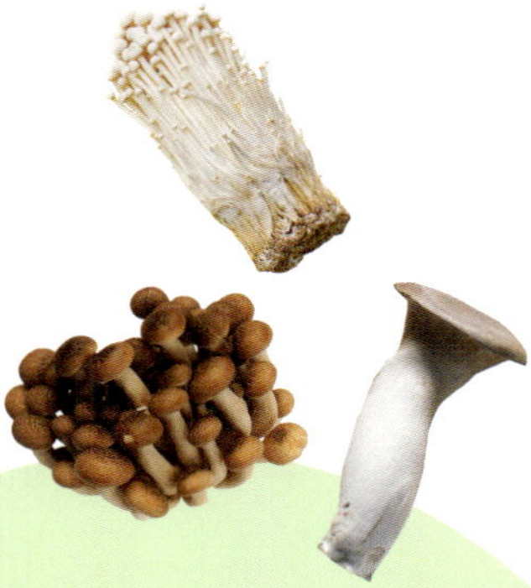

いろんな種類をバランスよく

# 食物繊維を とりやすい食品

便秘を解消するには、一日３食バランスよく、
いろいろな食品を食べることが基本。
食物繊維をとりやすい食品と、
それぞれの食品の１食分に含まれる
食物繊維量を紹介します。

## きのこ

種類が豊富で価格も手ごろなきのこは、和洋中どんな料理にでも合わせられるところも魅力。食物繊維をとりたいけれど摂取エネルギーはおさえたいという人には、うってつけの食材です。

しいたけ（3～4個・50g）……2.1g
えのきたけ（50g）……………2.0g
しめじ（½パック・50g）……1.9g
まいたけ（½パック・50g）…1.8g
エリンギ（大1本・50g）……1.7g
なめこ（½袋・50g）…………1.7g
干ししいたけ（2個・4g）……1.6g

食物繊維量

## 穀類

食物繊維が豊富な穀類を主食にすれば、一日の食物繊維量は大幅アップ。めん類では、そばが特に食物繊維豊富です。（パンについては39ページ、ごはんについては84ページも参照。）

食物繊維量

もち麦入りごはん（150g）…3.4g
玄米ごはん（150g）…………2.1g
精白米ごはん（150g）………0.5g
ライ麦パン（60g）……………3.4g
食パン（60g）…………………1.4g
そば・ゆで（180g）……………3.6g
スパゲティ・ゆで（180g）……3.1g

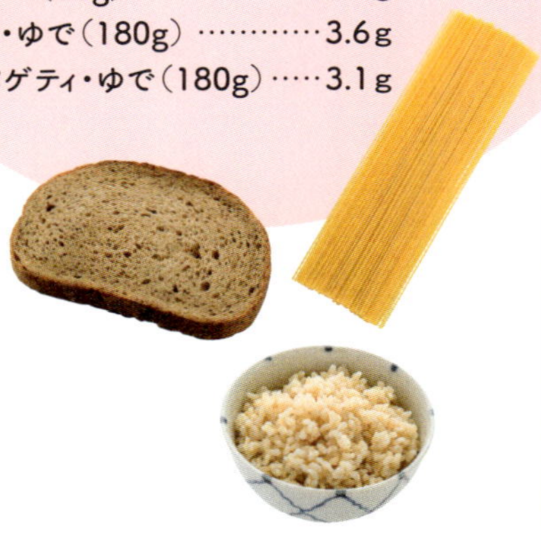

## 海藻

きのこと同様、低エネルギーで食物繊維が豊富です。塩蔵品や乾物など保存がきくものが多く便利。海藻には水溶性食物繊維が多く含まれています。

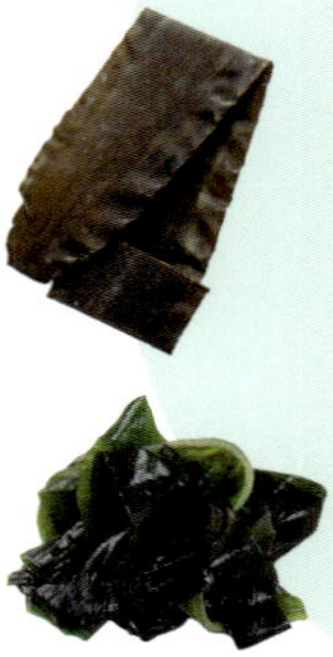

切りこんぶ・生（30g）………3.9g
こんぶ・乾（10cm角・10g）…2.7g
ひじき・乾（5g）………………2.6g
わかめ（塩蔵・塩抜き50g）…1.5g
もずく（1パック・80g）………1.1g
焼きのり（全型1枚・3g）……1.1g
粉寒天（小さじ½・1g）………0.8g
あおさ・乾（2g）………………0.6g

食物繊維量

## 芋

サラダや煮物など、1食分でまとまった量を食べられるので、毎日の食物繊維アップに役立つ食材。エネルギーをしっかりとりたい人には特におすすめです。

食物繊維量

- 里芋（小3個・100g）……2.3g
- さつま芋（皮つき½本・80g）・2.2g
- 大和芋（60g）……1.5g
- じゃが芋（1個・100g）……1.3g
- こんにゃく（¼枚・50g）……1.1g
- 長芋（60g）……0.6g

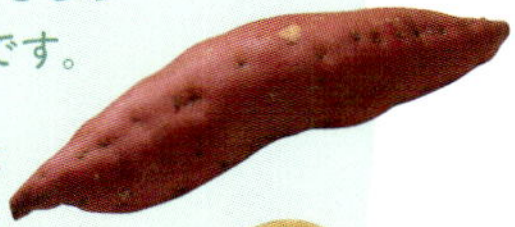

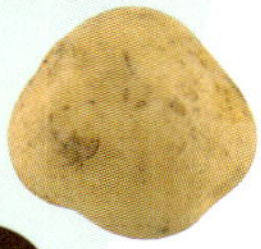

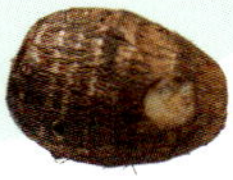

## 豆・豆製品

豆はきのこや野菜を上まわる食物繊維の宝庫！　水煮缶詰めやドライパックのものなら手軽に使えます。納豆、おからも毎日の食事にとり入れやすい食材です。

食物繊維量

- いんげん豆・ゆで（50g）……6.7g
- あずき・ゆで（50g）……5.9g
- ひよこ豆・ゆで（50g）……5.8g
- おから（50g）……5.8g
- えんどう豆・ゆで（50g）……3.9g
- 納豆（1パック・50g）……3.4g
- 大豆・ゆで（50g）……3.3g
- きな粉（大さじ1・5g）……0.9g

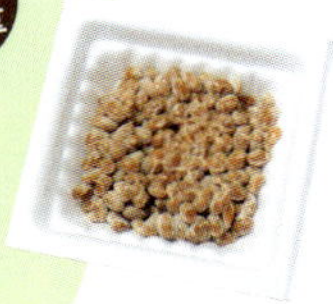

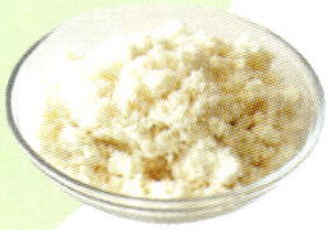

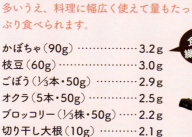

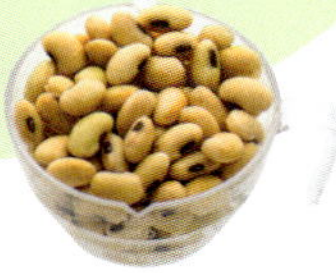

## くだもの

くだものに含まれる食物繊維はペクチン質が多く、完熟なくだものでは水溶性食物繊維として、未熟なくだものでは不溶性食物繊維として働きます。少量で食物繊維がしっかりとれるドライフルーツもおすすめです。

食物繊維量

- アボカド（½個・70g）……3.7g
- キウイフルーツ（1個・70g）…1.8g
- りんご（皮むき½個・100g）・・1.4g
- バナナ（1本100g）……1.1g
- プルーン・乾（3粒・20g）……1.4g
- レーズン（大さじ2・24g）……1.0g

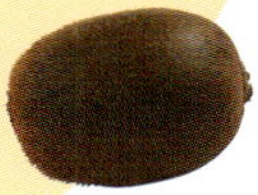

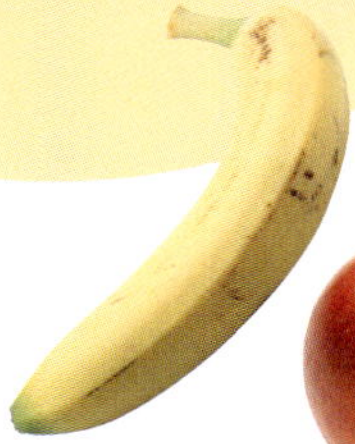

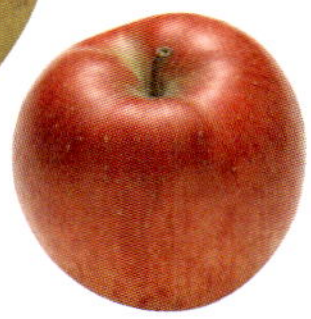

## 野菜

野菜は一日350g以上食べるようにしましょう。根菜や青菜などは食物繊維が多いうえ、料理に幅広く使えて量もたっぷり食べられます。

食物繊維量

- かぼちゃ（90g）……3.2g
- 枝豆（60g）……3.0g
- ごぼう（⅓本・50g）……2.9g
- オクラ（5本・50g）……2.5g
- ブロッコリー（⅓株・50g）……2.2g
- 切り干し大根（10g）……2.1g
- キャベツ（100g）……1.8g
- にんじん（⅓本・50g）……1.2g
- れんこん（⅓節・60g）……1.2g

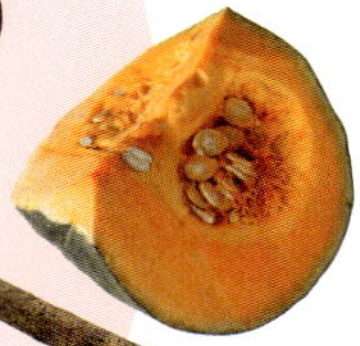

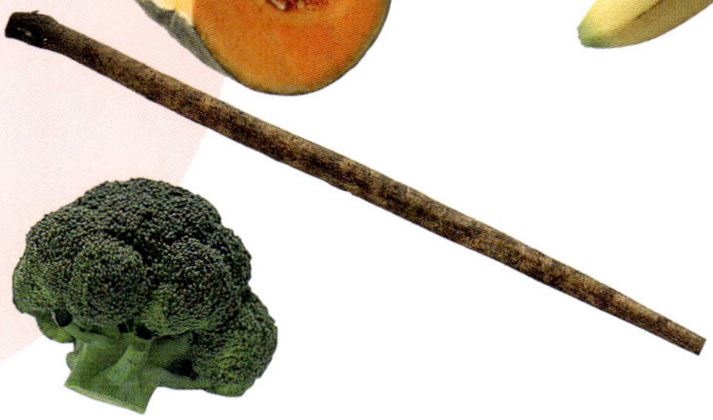

### 便通の改善を助ける

# こんな食品もオススメ！

便秘解消に役立つのは、食物繊維だけではありません。
マグネシウムを多く含む食品や、
発酵食品、オリゴ糖を含む食品も、
意識して食事にとり入れるとよいでしょう。

## マグネシウムを多く含む食品

マグネシウムは便をやわらかくする働きがあり、便秘解消に役立つミネラルです（22ページ）。大豆および大豆製品、あおさ、ひじきなどの海藻類、カキ、アサリなどの貝類に豊富。野菜ではほうれん草に多く含まれています。

→マグネシウムが豊富な料理（92～95ページ）

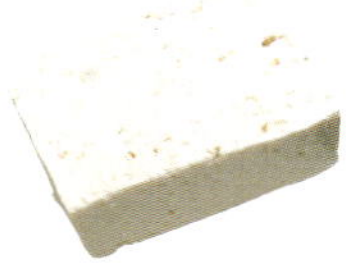

### 1食分あたりのマグネシウム含有量

| | |
|---|---|
| もめん豆腐（1/3丁・100g） | 130mg |
| あおさ・乾（2g） | 64mg |
| ひじき・乾（10g） | 64mg |
| ナマコ（40g） | 64mg |
| 絹ごし豆腐（1/3丁・100g） | 55mg |
| ほうれん草（1/4束・80g） | 55mg |
| こんぶ・乾（10cm角・10g） | 51mg |
| 大豆・ゆで（50g） | 50mg |
| 納豆（1パック・50g） | 50mg |
| 豆乳（1カップ・200g） | 50mg |
| イワシ丸干し（2尾・50g） | 50mg |
| そば・ゆで（1玉・180g） | 49mg |
| カキ・殻むき（4個・60g） | 44mg |
| 枝豆（60g） | 37mg |
| アーモンド（10粒・12g） | 35mg |
| 油揚げ（1枚・20g） | 30mg |
| アサリ・殻むき（10個・30g） | 30mg |

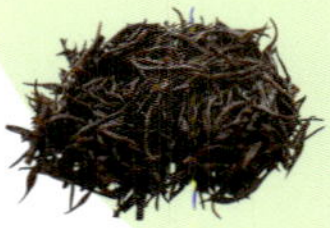

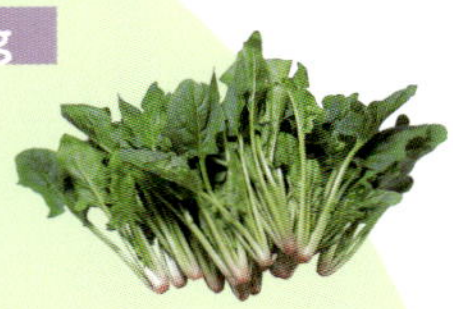

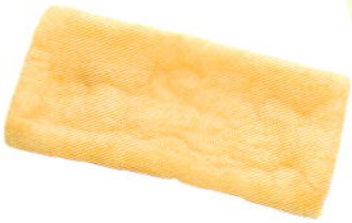

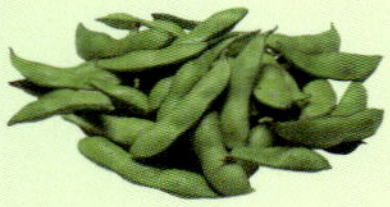

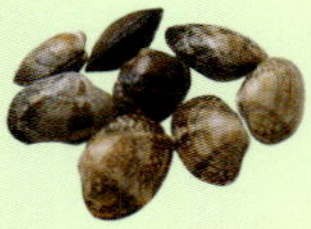

## 発酵食品

乳酸菌や麹菌などの微生物や酵素の働きによって、食材を発酵させて作る食べ物が、発酵食品です。善玉菌を増やして悪玉菌の繁殖をおさえ、腸内の環境をととのえる効果が期待できます。

→納豆と切りこんぶのそば（63ページ）
ヨーグルトサラダ（82ページ）
甘酒ヨーグルト（101ページ）

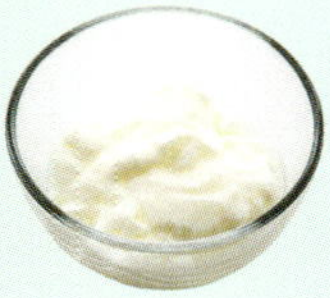

**［ヨーグルト、乳酸菌飲料］**

ヨーグルトは牛乳を乳酸菌で発酵させたもの。市販の乳酸菌飲料も、乳酸菌の発酵を利用して作られています。

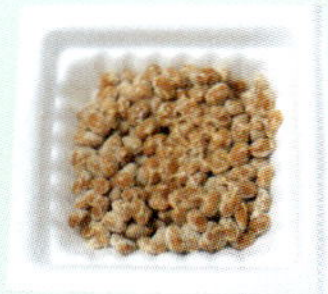

**［納豆、みそ］**

どちらも日本の伝統的な発酵食品です。納豆は納豆菌、みそは麹菌によって、大豆を発酵させたもの。

**［キムチ、ぬか漬け］**

どちらも乳酸菌による発酵を利用した漬け物です。塩分も多いので食べ過ぎないように気をつけましょう。

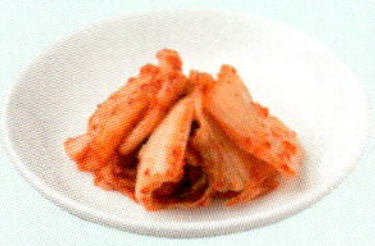

**［甘酒］**

米と米麹から作った発酵食品で、食物繊維やオリゴ糖も含みます。酒粕を利用して作った甘酒もあります。

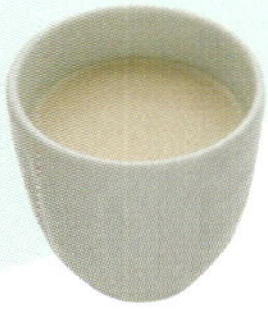

## オリゴ糖を含む食品

オリゴ糖は糖質の一種ですが、オリゴ糖の中でも、体内で消化されにくい難消化性のものは、食物繊維に分類されます。発酵食品といっしょにとると、腸内の善玉菌を増やし、便秘解消に役立ちます。玉ねぎ、ごぼう、アスパラガス、バナナなどに含まれています。市販のオリゴ糖シロップなどを利用してもよいでしょう。

→フルーツヨーグルト（38ページ）
ヨーグルトサラダ（82ページ）
トマトのヨーグルトスムージー（97ページ）

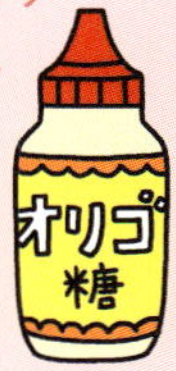


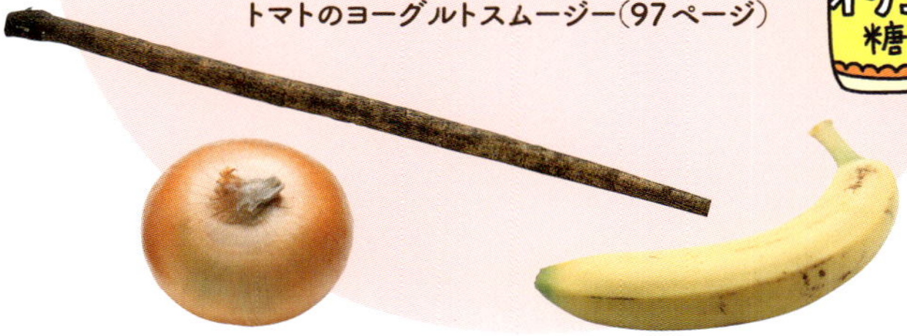

check!

### 水分や油もたいせつ

水分が不足すると便がかたくなり、便秘になってしまいます。水分も忘れず補給するようにしましょう。水やお茶などを**一日に1.5～2リットルくらいが目安**です。甘い飲み物は、たくさん飲むとエネルギーや糖分をとりすぎてしまうこともあるので、おやつなどで楽しむ程度にとどめましょう。

また、便通を促すためには適量の油をとることも必要です。オリーブ油やごま油などの植物性油脂には、便の滑りをよくしたり、腸の動きをよくしたりする効果があり、便秘解消によいとされています。**一日に大さじ2杯程度を目安に**料理にとり入れましょう。

パン

# 朝食の献立

ライ麦入り食パンのサンドイッチに、
サラダと具だくさんのスープを組み合わせて、
朝から食物繊維たっぷり！
手軽なフルーツヨーグルトも、朝食に最適です。

1人分
エネルギー 552kcal
食物繊維 9.8g
塩分 3.4g

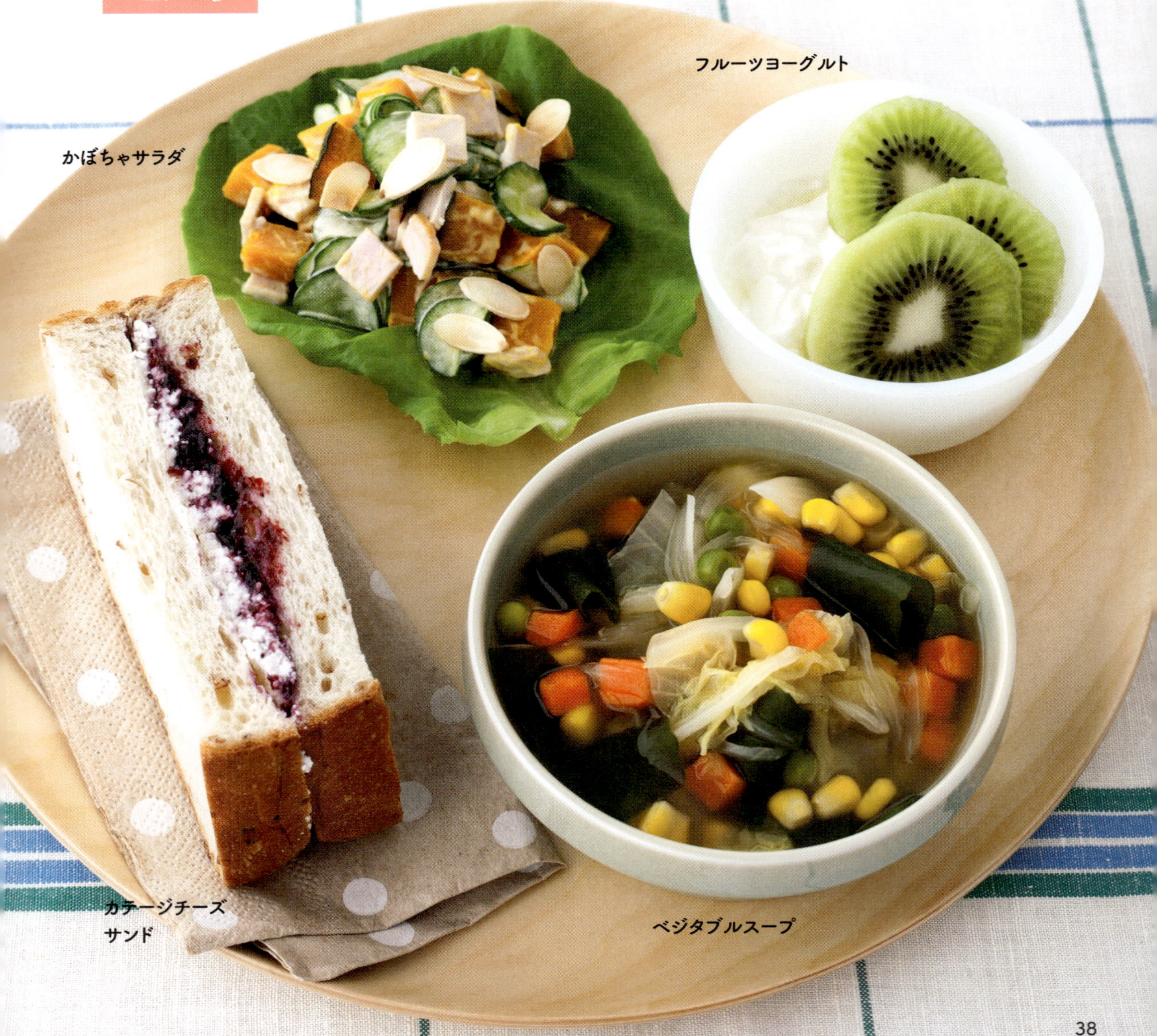
フルーツヨーグルト
かぼちゃサラダ
カテージチーズ
サンド
ベジタブルスープ

## ベジタブルスープ

**材料（1人分）**

ミックスベジタブル（冷凍）…… 40g
白菜……………………… ¼枚（30g）
玉ねぎ……………… 小¼個（30g）
カットわかめ……………………… 2g
水……………………………… 1カップ
顆粒ブイヨン………… 小さじ⅔（2g）
こしょう………………………… 少量

**作り方**

**1** 白菜は一口大に切る。玉ねぎは薄切りにする。

**2** なべに水、ブイヨン、ミックスベジタブル、**1**を入れて火にかけ、やわらかくなるまで煮る。

**3** わかめを加えてさっと煮て、こしょうで味をととのえる。

**1人分** エネルギー57kcal
食物繊維 3.0g　塩分 1.6g

## かぼちゃサラダ

**材料（1人分）**

かぼちゃ………………………… 60g
ボンレスハム………… 2枚（20g）
きゅうり……………… ⅓本（30g）
マヨネーズ……………………… 10g
塩・こしょう……………… 各少量
スライスアーモンド……………… 3g
サラダ菜……………… 小1枚（5g）

**作り方**

**1** かぼちゃを1cm角に切り、やわらかくなるまでゆでる。

**2** きゅうりは小口切りにし、1.5％の塩水（分量外）に30分ほどひたして水けをきる。

**3** ハムは1cm角に切る。

**4** **1**、**2**、**3**をマヨネーズであえ、塩とこしょうで味をととのえる。

**5** サラダ菜を敷いた器に**4**を盛り、いったスライスアーモンドを飾る。

**1人分** エネルギー171kcal
食物繊維 2.8g　塩分 0.7g

## カテージチーズサンド

**材料（1人分）**

ライ麦入り食パン……… 1枚（60g）
カテージチーズ………………… 30g
ブルーベリージャム…………… 15g

**作り方**

パンを半分に切り、ブルーベリージャムを塗ってカテージチーズをはさむ。

**1人分** エネルギー207kcal
食物繊維 2.7g　塩分 1.0g

## フルーツヨーグルト

**材料（1人分）**

プレーンヨーグルト………… 100g
キウイフルーツ………………… 50g
オリゴ糖シロップ…… 小さじ1（7g）

**作り方**

ヨーグルトとキウイを器に盛り、オリゴ糖シロップをかける。

**1人分** エネルギー117kcal
食物繊維 1.3g　塩分 0.1g

check!

## パンは全粒粉パンやライ麦パンがおすすめ

パンの主原料は小麦粉。なじみがあるのは白い小麦粉ですが、これは表皮や胚芽などをとり除いた小麦をひいたもので、米でいえば精白米と同じ。表皮や胚芽などもまるごとひいたものは、全粒粉といい、食物繊維が豊富です。全粒粉を使ったパンは、普通の食パンと比べて食物繊維がおよそ2.5倍にもなります。

また、小麦とは別の「ライ麦」という黒っぽい麦を使って作ったライ麦パンも、食物繊維を豊富に含みます。生地を作るさいにサワー種という発酵種を使うため、やや酸味があるのが特徴です。ライ麦の使用割合は、パンによって違います。

ライ麦入り食パンは、ライ麦の使用割合が少ない分、くせがなく食べやすいパンです。アレンジしやすいのも便利です。

1枚（60g）の食物繊維量を比べると…

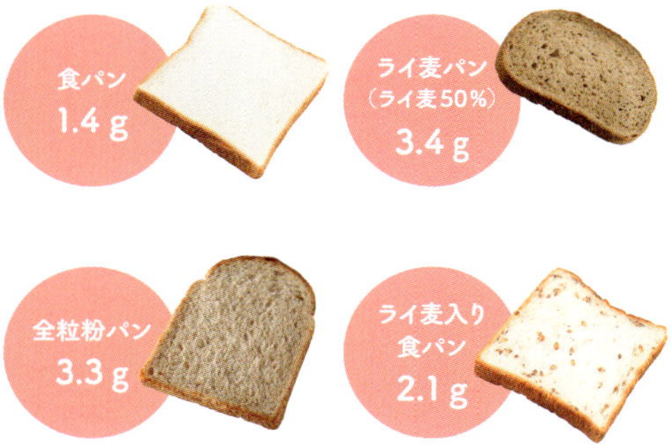
食パン
1.4g
ライ麦パン
（ライ麦50％）
3.4g
全粒粉パン
3.3g
ライ麦入り
食パン
2.1g

ごはん

# 朝食の献立

みそ汁の具には野菜や海藻をたっぷりと入れ、
食物繊維やマグネシウムを補給しましょう。
しょうがたっぷりのピリ辛味のいため物で、
体が目覚める献立です。

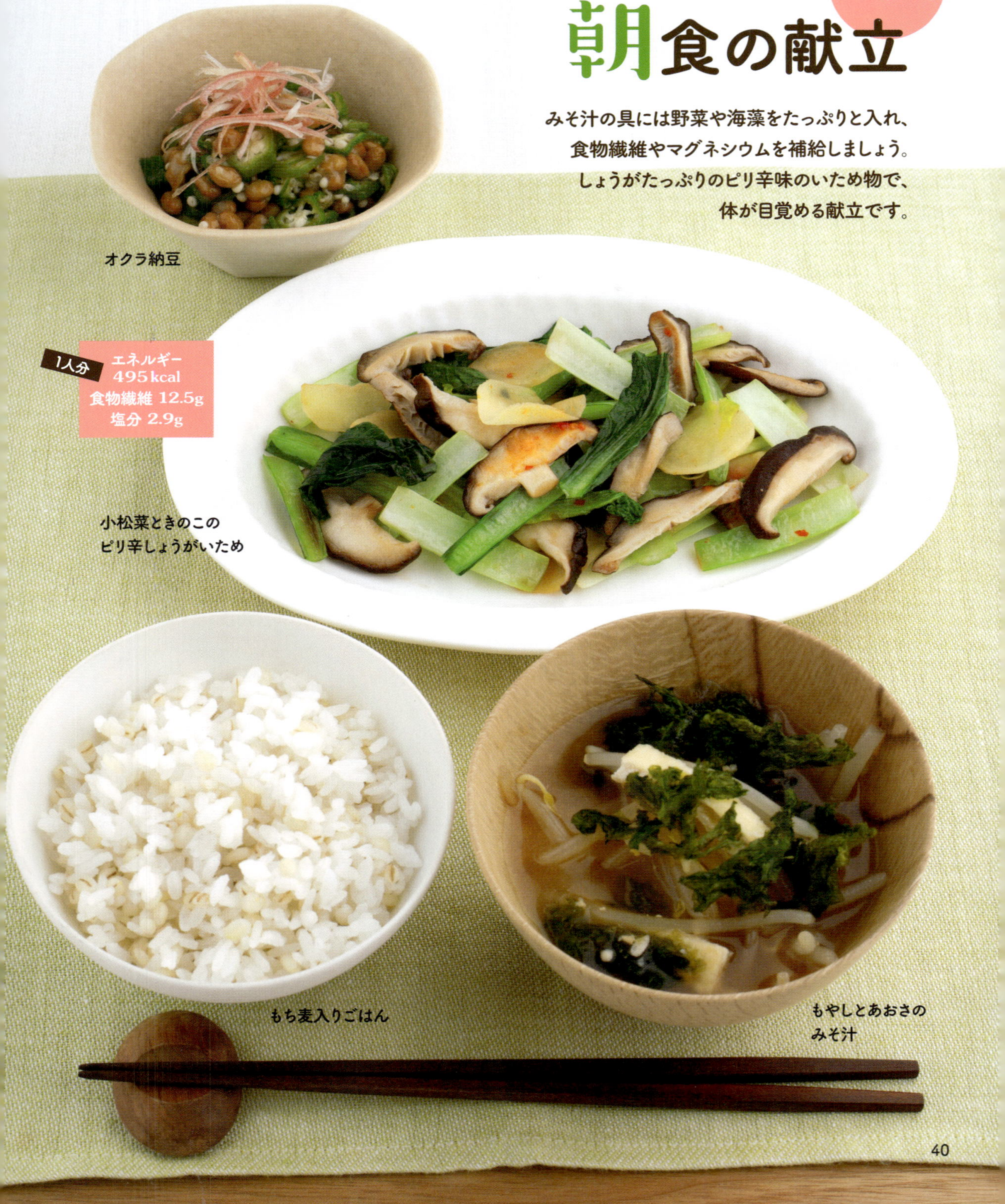

オクラ納豆

1人分
エネルギー 495kcal
食物繊維 12.5g
塩分 2.9g

小松菜ときのこの
ピリ辛しょうがいため

もち麦入りごはん

もやしとあおさの
みそ汁

## もやしとあおさのみそ汁

**材料（1人分）**

もやし……¼袋（50g）
あおさ……1g
油揚げ……5g
みそ……大さじ½弱（8g）
だし……¾カップ

**作り方**

**1** 油揚げは短冊切りにし、熱湯をかけて油抜きする。
**2** だしにもやしと**1**を入れてさっと煮て、みそをとき入れる。
**3** 器に盛り、あおさをのせる。

**1人分** エネルギー40kcal
食物繊維 1.4g　塩分 1.2g

## もち麦入りごはん（150g）

**1人分** エネルギー280kcal
食物繊維 3.4g　塩分 0g

## 小松菜ときのこのピリ辛しょうがいため

**材料（1人分）**

小松菜……⅕束（60g）
しいたけ……2個（30g）
しょうが……10g
油……小さじ1
塩……ミニスプーン¾弱（0.75g）
豆板醤《とうばんじゃん》……ミニスプーン½強（0.75g）
砂糖……小さじ½
こしょう……少量

**作り方**

**1** 小松菜は一口大に、しいたけは石づきを除いて5㎜厚さに切り、しょうがは薄切りにする。
**2** フライパンに油を熱して**1**をさっといため、塩をふり、ふたをして蒸しいためにする。
**3** 小松菜がしんなりとなったら、豆板醤、砂糖、こしょうを加えて手早くいためる。

**1人分** エネルギー60kcal
食物繊維 2.6g　塩分 0.9g

## オクラ納豆

**材料（1人分）**

納豆……1パック（50g）
オクラ……3本（30g）
納豆のたれ（またはめんつゆ）……1食分
みょうが……½個（10g）
からし（好みで）……適量

**作り方**

**1** オクラはがくの周囲をくるりとむき、さっとゆでて小口切りにする。
**2** 納豆はよくかき混ぜ、**1**のオクラを加えてさらに混ぜる。
**3** たれとからしを加えて味をととのえ、器に盛り、せん切りにしたみょうがをのせる。

**1人分** エネルギー115kcal
食物繊維 5.1g　塩分 0.8g

### Point

納豆は食物繊維、マグネシウムが豊富なうえに、発酵食品なので整腸作用も期待できます。ごはんが主食の朝食に、積極的にとり入れたい食品です。オクラを加えれば、さらに食物繊維アップ！

### check!

より手軽にしたい場合は、小松菜ときのこのピリ辛しょうがいためを省いてもよいでしょう。献立の食物繊維の量は減りますが、それでも1食で約10gとれるので、一日の目標量の半分をクリアできます。

# 朝食におすすめの主食

忙しい朝、食事を一皿ですませたいときはこんな料理をどうぞ。
栄養たっぷりのオートミールは、
前の晩に用意しておけば温めるだけでOKです。
リゾットやトーストもひとくふうして食物繊維アップ！

## もち麦入りオートミール

食物繊維たっぷりのオートミールに
もち麦とバナナ、レーズンを加えます。

エネルギー 443kcal
食物繊維 5.5g
塩分 0.5g
1人分

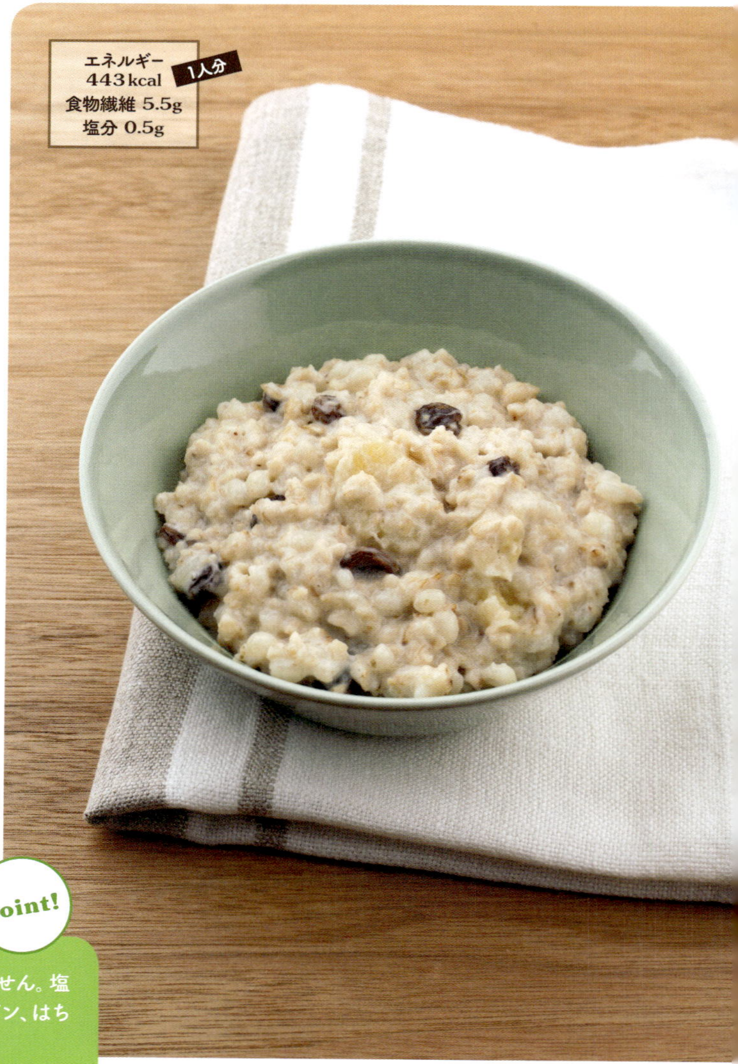

### 材料（1人分）

| | |
|---|---|
| オートミール | 1/2カップ（40g） |
| もち麦 | 大さじ1（6g） |
| 水 | 1カップ |
| バナナ | 1/2本（50g） |
| 塩 | ミニスプーン1/4（0.3g） |
| 牛乳 | 1カップ |
| レーズン | 大さじ1弱（10g） |
| はちみつ | 大さじ1弱（20g） |

### 作り方

**1** なべにもち麦と水を入れ、やわらかくなるまでゆでる。

**2** バナナは1cm厚さの輪切りにする。

**3** **1**の湯を切り、オートミール、塩、牛乳を加えて混ぜ、バナナ、レーズンを入れる。

**4** 弱火にかけ、焦げつかないようにときどきかき混ぜながら、やわらかくなってとろみが出るまで10分ほど煮込む。

**5** はちみつで味をととのえ、器に盛る。

**point!**

牛乳は、豆乳に代えてもかまいません。塩味が好みの場合は、バナナ、レーズン、はちみつを除いて作るとよいでしょう。

# 玄米のリゾット

豆乳を使うのでエネルギー控えめ。
きのこをたっぷり加えます。

**材料(1人分)**

玄米ごはん(炊いたもの)……120g
しめじ……⅓パック(30g)
えのきたけ……¼袋(20g)
豆乳(無調整豆乳)……½カップ
顆粒ブイヨン……小さじ¼
塩・こしょう……各少量
青じそ……3枚(3g)

**作り方**

1 しめじは食べやすい大きさにほぐし、えのきは3cm長さに切る。
2 フッ素樹脂加工のフライパンを熱し、1のきのこをいためる。
3 しんなりとなったら玄米ごはんを加えて混ぜ、豆乳、ブイヨンを入れて煮立てる。
4 塩とこしょうで味をととのえる。器に盛り、せん切りにした青じそを添える。

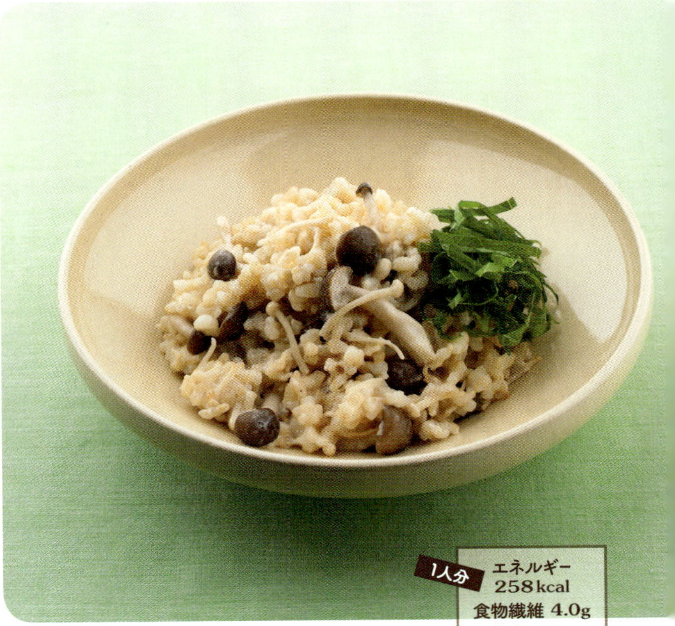

1人分
エネルギー 258kcal
食物繊維 4.0g
塩分 0.7g

# まいたけ ピザトースト

まいたけも下ゆでせずにそのまま
トーストにのせるだけ!
ライ麦入り食パンで食物繊維アップ。

**材料(1人分)**

ライ麦入り食パン……1枚(60g)
まいたけ……¼パック(20g)
玉ねぎ……10g
ピーマン……5g
トマト……10g
ピザソース……10g
とろけるスライスチーズ……1枚(18g)

**作り方**

1 まいたけは食べやすい大きさに切り、玉ねぎ、ピーマン、トマトは薄切りにする。
2 パンにピザソースを塗り、1とチーズをのせ、トースターでこんがりと焼く。

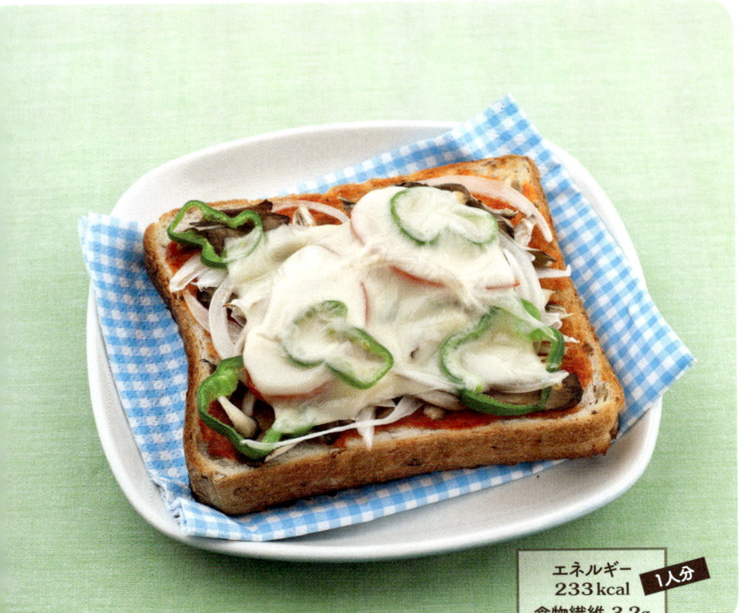

1人分
エネルギー 233kcal
食物繊維 3.2g
塩分 1.1g

# 朝食におすすめの主菜

朝食のおかずとして定番の魚や卵に、
野菜、きのこなどをプラスして食物繊維アップ！
トースターや電子レンジを使って簡単に調理できる主菜と、
缶詰めなどを利用した包丁いらずの主菜です。

## サケのごまみそマヨ包み焼き

魚料理もトースターを使えば手軽！
たっぷりの野菜やきのこと蒸し焼きに。

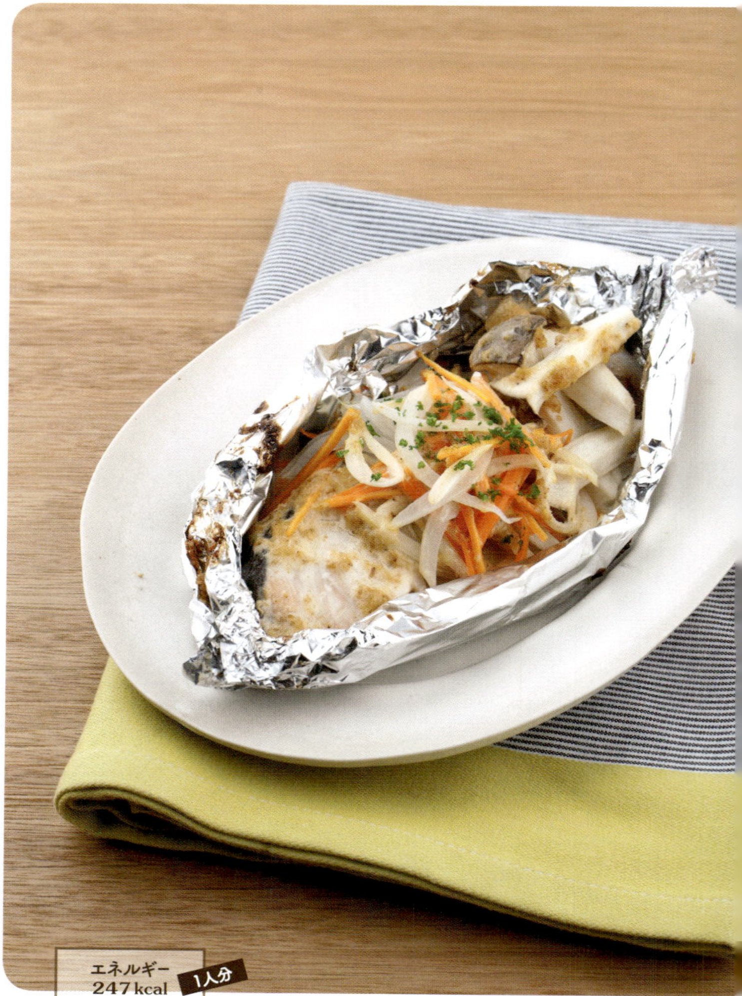

**材料（1人分）**

- 生ザケ……1切れ（80g）
- 塩……ミニスプーン¼（0.3g）
- こしょう……少量
- エリンギ……½本（20g）
- にんじん……10g
- 玉ねぎ……20g
- 酒……大さじ1
- ⓐ マヨネーズ……大さじ1
- ⓐ みそ……小さじ½
- ⓐ すり白ごま……小さじ1
- パセリのみじん切り……少量

**作り方**

1 生ザケはさっと水で洗い、水けをふきとり塩とこしょうをふる。
2 エリンギは食べやすい大きさに裂く。にんじんはせん切り、玉ねぎは薄切りにする。
3 アルミ箔に1のサケを置き、2をのせて酒をふる。
4 ⓐを混ぜ合わせて3にのせ、アルミ箔を閉じて、オーブントースターで20分ほど、サケに火が通るまで焼く。
5 アルミ箔の上部をあけ、さらに少し焼いて焦げ目をつけ、パセリをふる。

1人分
エネルギー 247kcal
食物繊維 1.8g
塩分 1.0g

# 卵のココット

1人分

エネルギー 155kcal
食物繊維 1.6g
塩分 0.7g

手軽に栄養バランスがとれる一品。
電子レンジ調理で簡単に作れます。

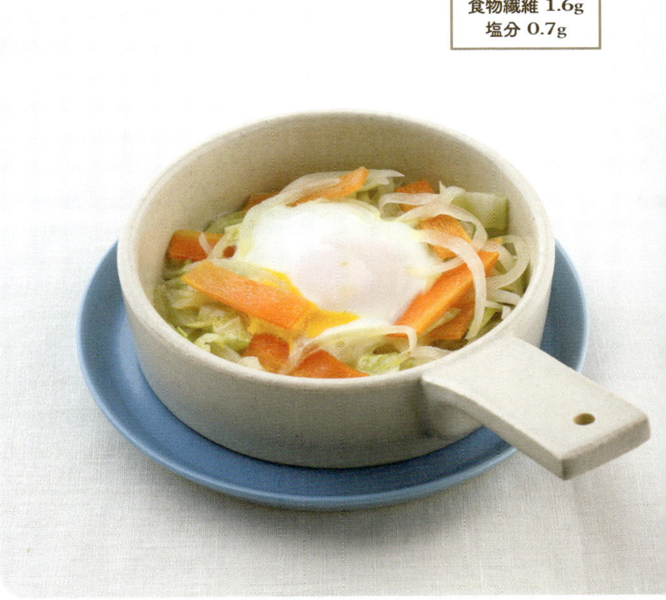

材料（1人分）

卵……1個（60g）
キャベツ……⅔枚（50g）
にんじん……10g
玉ねぎ……小¼個（30g）
オリーブ油……小さじ1
塩……ミニスプーン½弱（0.5g）
こしょう……少量

作り方

**1** キャベツとにんじんは3cm長さの短冊切りに、玉ねぎは薄切りにする。

**2** **1**をオリーブ油でいためて塩とこしょうで調味し、ココット皿などの耐熱容器に入れる。

**3** 中央をくぼませて卵を割り落とし、卵黄をくずさないように竹串で1～2か所刺す。

**4** ラップをかけ、電子レンジで様子を見ながら、卵が好みのかたさになるまで50秒ほど加熱する。

# マッシュルーム入りスクランブルエッグ

エネルギー 192kcal
食物繊維 1.4g
塩分 0.7g

1人分

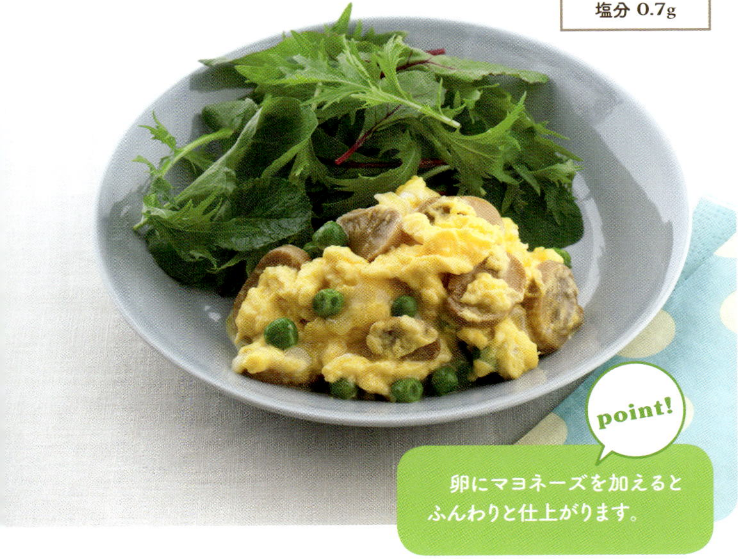

point!

卵にマヨネーズを加えるとふんわりと仕上がります。

缶詰めや冷凍食品を加えて、
手軽に食物繊維をプラス。

材料（1人分）

卵……1個（60g）
牛乳……小さじ1
マヨネーズ……小さじ1
とろけるチーズ……10g
マッシュルーム水煮缶詰め……20g
グリンピース（冷凍）……10g
オリーブ油……小さじ½
ベビーリーフ……10g

作り方

**1** 卵に牛乳、マヨネーズ、チーズを加えてかき混ぜておく。

**2** フライパンにオリーブ油を熱し、マッシュルームと凍ったままのグリンピースをいためる。

**3** **1**を流し入れて大きく混ぜながら火を通す。ベビーリーフとともに器に盛る。

# 昼食の献立

1品で主食と主菜を兼ねるお好み焼きやどんぶりに、
手軽な副菜やスープを添えればパーフェクト！

お好み焼き

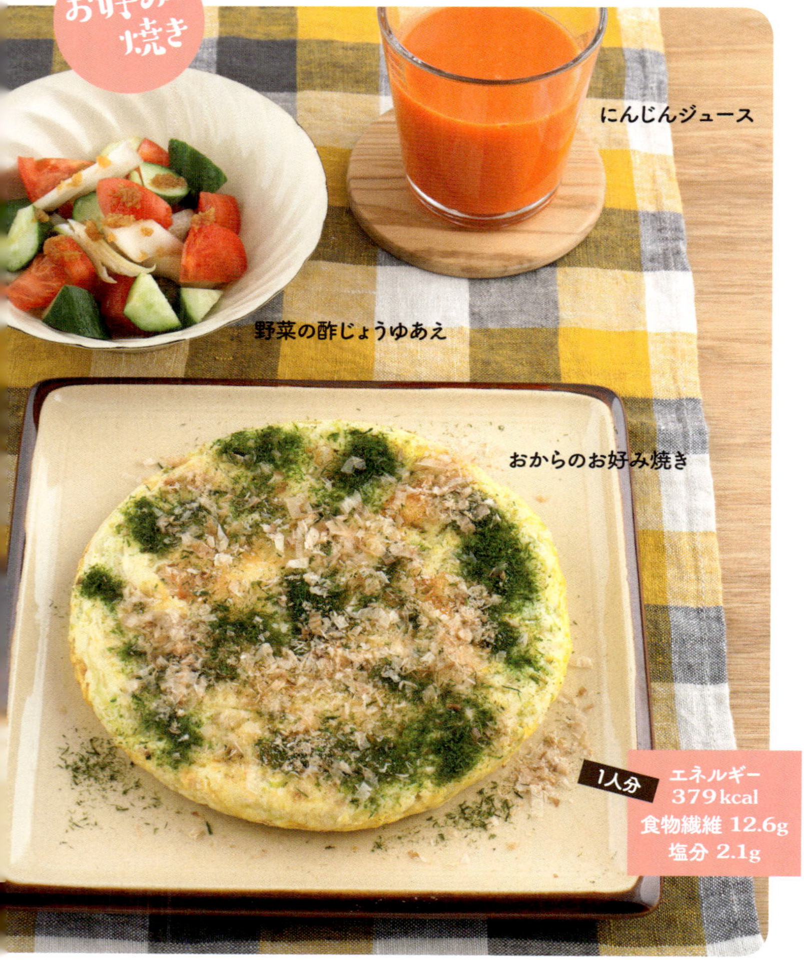
にんじんジュース
野菜の酢じょうゆあえ
おからのお好み焼き
1人分
エネルギー 379kcal
食物繊維 12.6g
塩分 2.1g

## おからのお好み焼き

材料（1人分）

- ⓐ
  - おから……80g
  - 卵……1個（60g）
  - 顆粒和風だし……小さじ½
  - 水……3/5カップ
    （生地のかたさによって調節）
  - とろけるチーズ……10g
- キャベツ……100g
- イカ……20g
- シバエビ……20g
- 油……小さじ1
- 青のり・削りガツオ……各1g

作り方

**1** ⓐの材料を混ぜる。

**2** キャベツはせん切りにし、イカは食べやすい大きさに切る。シバエビは背わたをとる。

**3** **1**と**2**を混ぜ合わせ、油を熱したフライパンで両面を焼き、火を通す。

**4** 器に盛り、青のりと削りガツオをふる。

1人分 エネルギー320kcal
食物繊維 11.4g　塩分 1.5g

**Point**

イカとエビの代わりに冷凍食品のシーフードミックスを使ってもOK。

おからが水分を吸うので、混ぜたらすぐに焼きましょう。

## 野菜の酢じょうゆあえ

材料（1人分）

- きゅうり……⅓本（30g）
- トマト……小¼個（40g）
- セロリ……20g
- ⓐ
  - しょうゆ……小さじ½
  - 酢……小さじ½強（3g）
  - しょうがのすりおろし……2g

作り方

**1** きゅうりとトマトは一口大の乱切りにする。セロリは筋を除き、縦半分にして斜め2cm幅に切る。

**2** 器に**1**を盛り、ⓐを混ぜ合わせてかける。

1人分 エネルギー17kcal
食物繊維 0.9g　塩分 0.5g

## にんじんジュース 1本分（190g）

1人分 エネルギー42kcal
食物繊維 0.3g　塩分 0.1g

## わかめスープ

**材料（1人分）**

ホタテ貝柱水煮缶詰め…½缶（25g）
もやし……………………⅓袋（30g）
カットわかめ……………………2g
水………………………………¾カップ
缶詰めの汁…………………大さじ1
塩…………………………ミニスプーン¼（0.3g）
ごま油……………………小さじ½
しょうがのすりおろし…………1g

**作り方**

**1** 缶詰めの汁と水を合わせてなべに入れる。

**2** ホタテ貝柱をほぐし入れ、わかめともやしを加え3〜4分煮る。

**3** 塩とごま油で調味して、しょうがを加えて火を消す。

1人分 エネルギー49kcal
食物繊維 1.0g　塩分 1.0g

## どんぶり

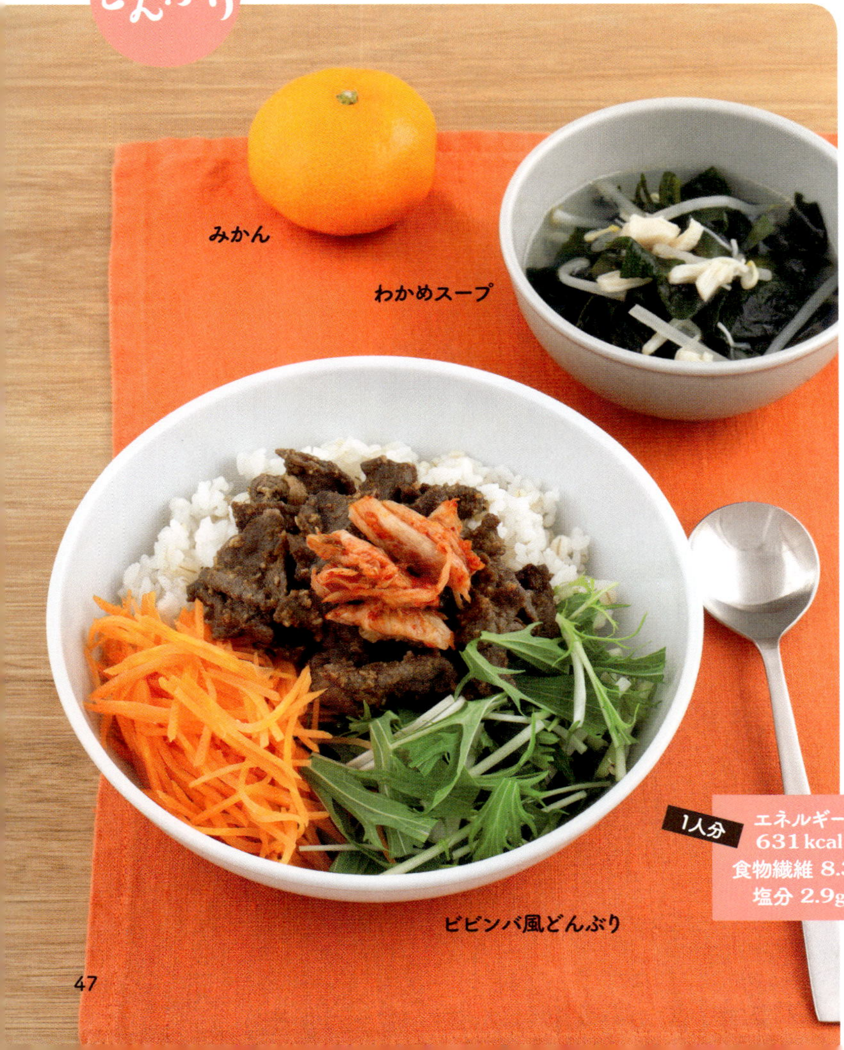
みかん
わかめスープ
1人分
エネルギー
631kcal
食物繊維 8.3g
塩分 2.9g
ビビンバ風どんぶり

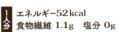

## ビビンバ風どんぶり

**材料（1人分）**

もち麦入りごはん（温かいもの）
……………………………150g
牛もも薄切り肉………………70g
ⓐ 焼き肉のたれ……大さじ1（18g）
ⓐ 酒……………………………大さじ½
ⓐ すり白ごま…………………小さじ1
ⓐ ごま油………………………小さじ1
にんじん……………⅓本（50g）
ごま油…………………………小さじ¼
こしょう…………………………少量
水菜……………………小1株（30g）
白菜キムチ……………………10g

**作り方**

**1** にんじんは4cm長さのせん切りにする。水菜は3cm長さに切る。

**2** 牛肉は一口大に切り、ⓐを混ぜ合わせて下味をつける。熱したフライパンに入れ、中火で焼く。

**3** にんじんは耐熱皿に入れてラップをふんわりかけ、電子レンジで1分加熱する。汁けをきってごま油とこしょうを混ぜる。

**4** 器にごはんを盛り、水菜、にんじん、牛肉の順にのせ、キムチを添える。

1人分 エネルギー530kcal
食物繊維 6.2g　塩分 1.9g

## みかん 1個（皮つき140g）

1人分 エネルギー52kcal
食物繊維 1.1g　塩分 0g

### Point

みかんは薄皮ごと食べたほうが、食物繊維を多くとれます。

# 昼食におすすめのめん料理

めん料理は、具をたっぷりと加えるのがポイント。
食物繊維が豊富なきのこ、青菜、根菜、こんにゃくなどを使いましょう。
汁で塩分をとりすぎないように、うす味を心がけて。

## 豆乳にゅうめん

汁をめんつゆではなく
豆乳とごまで仕立てて、
食物繊維をプラスしました。

エネルギー 345kcal
食物繊維 3.2g
塩分 2.8g
1人分

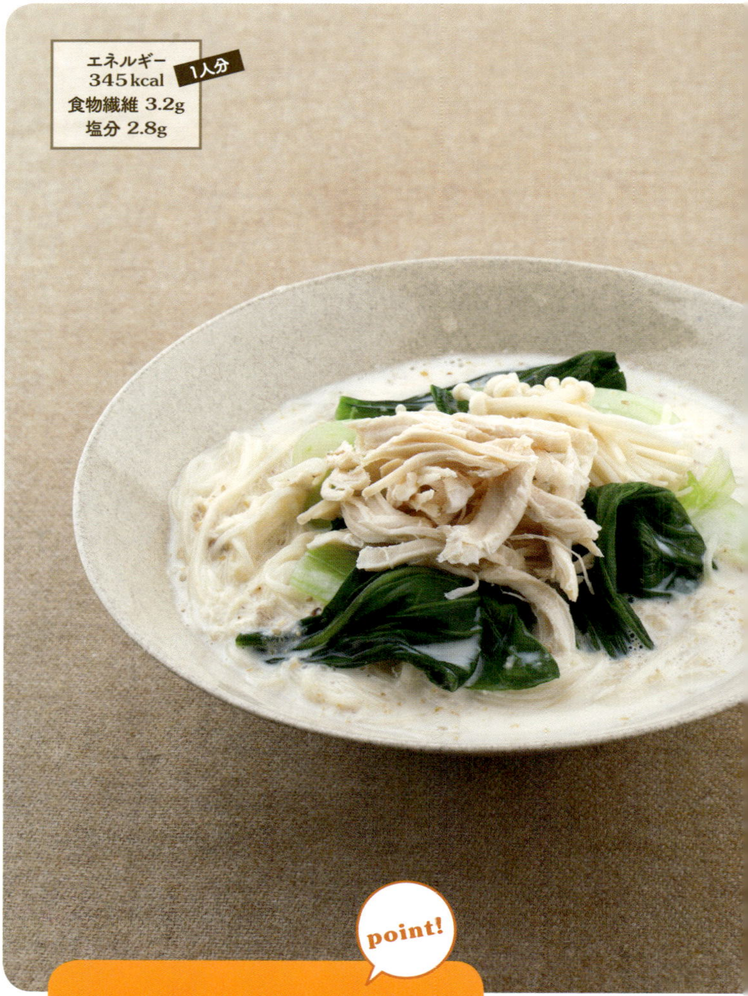

**材料（1人分）**

- そうめん……1束（50g）
- 鶏ささ身……小1本（40g）
- 酒……小さじ1
- 塩……ミニスプーン½弱（0.5g）
- 青梗菜……⅓株（30g）
- えのきたけ……¼袋（20g）
- ⓐ
  - 豆乳（無調整豆乳）……1カップ
  - 顆粒鶏がらだし……小さじ1
  - すり白ごま……小さじ1
  - しょうがのせん切り……1g

**作り方**

1 ささ身は筋をとって耐熱皿にのせ、酒と塩をふり、ふんわりとラップをかけて電子レンジで2分加熱する。あら熱をとって、食べやすい大きさに手で裂く。蒸し汁はとっておく。
2 そうめんは表示どおりにゆで、ざるにあげて流水で洗い、水けをきる。
3 青梗菜は一口大に切り、えのきたけは4㎝長さに切って、ともにゆでておく。
4 なべにⓐと1の蒸し汁を入れて混ぜ合わせ、火にかけて温め、2を加えてひと煮する。
5 汁ごと器に盛り、1のささ身と3をのせる。

point!

ささ身はレンジで酒蒸しにして、蒸し汁のうま味も残さず利用。鶏がらだしの量は、味をみて少し減らしてもよいでしょう。

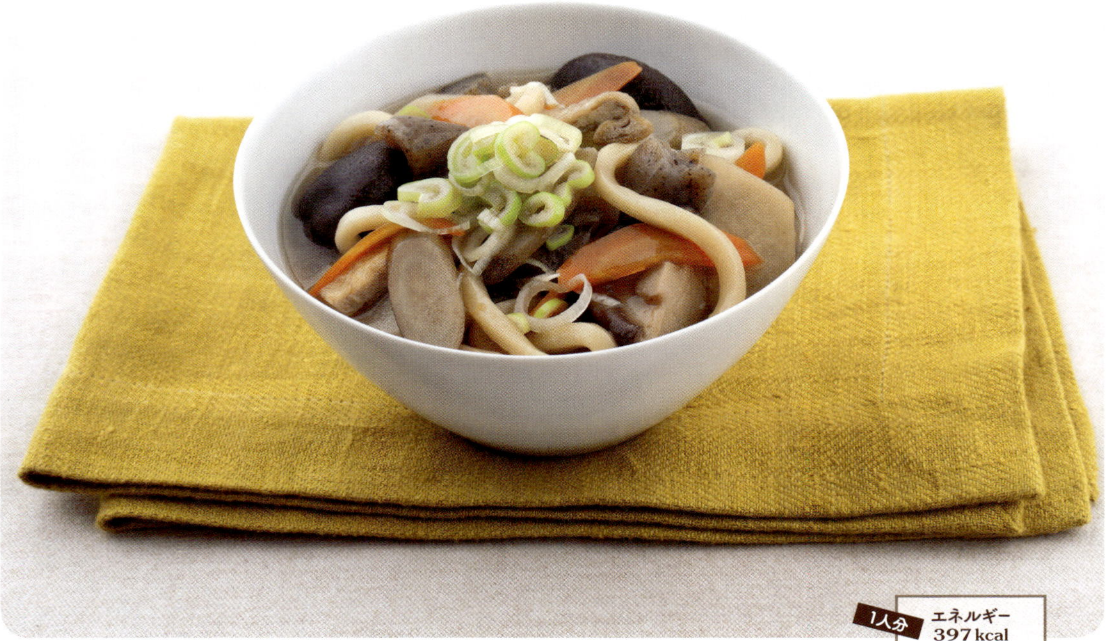

1人分 エネルギー 397kcal
食物繊維 7.2g
塩分 3.5g

# けんちんうどん

根菜がたっぷり入ったけんちん汁にうどんを加えて煮込んだ一品。
うどんをそばに代えれば、さらに食物繊維がアップします。

**材料（1人分）**

| | |
|---|---|
| ゆでうどん | 1玉（200g） |
| 里芋 | 大1個（60g） |
| ごぼう | 30g |
| にんじん | 20g |
| しいたけ | 2個（20g） |
| こんにゃく | 30g |
| 油揚げ | ¼枚（5g） |
| ねぎ | 20g |
| ごま油 | 小さじ1 |
| だし | 1½カップ |
| しょうゆ・みりん | 各大さじ1 |

**作り方**

1 里芋は皮をむいて一口大に切る。ごぼうは皮をこそげて幅3～4㎜の斜め切りにし、水にさらしてアクを除く。にんじんは縦半分に切ってから斜め切りにする。しいたけは軸を除いて半分に切る。ねぎは小口切りにする。
2 こんにゃくは一口大にちぎり、熱湯でさっとゆでる。油揚げはさっとゆでて油を抜き、縦半分に切ってから細切りにする。
3 なべにごま油を熱し、ごぼう、にんじん、こんにゃくをいためる。油がなじんだらだしを注ぎ、ごぼうとにんじんがやわらかくなるまで弱火で15分ほど煮る。
4 里芋、しいたけ、油揚げを加え、里芋がやわらかくなるまで煮る。
5 しょうゆとみりんで味をととのえ、うどんを加えて煮込む。
6 ねぎを加えて火を消し、汁ごと器に盛る。

和風

# 夕食の献立

海藻やこんにゃく、豆腐などをとり入れやすいのが、
和風の献立のよいところです。
さっぱりとした主菜にコクのある副菜を
組み合わせて、味にめりはりを。

1人分
エネルギー 636kcal
食物繊維 11.7g
塩分 3.9g

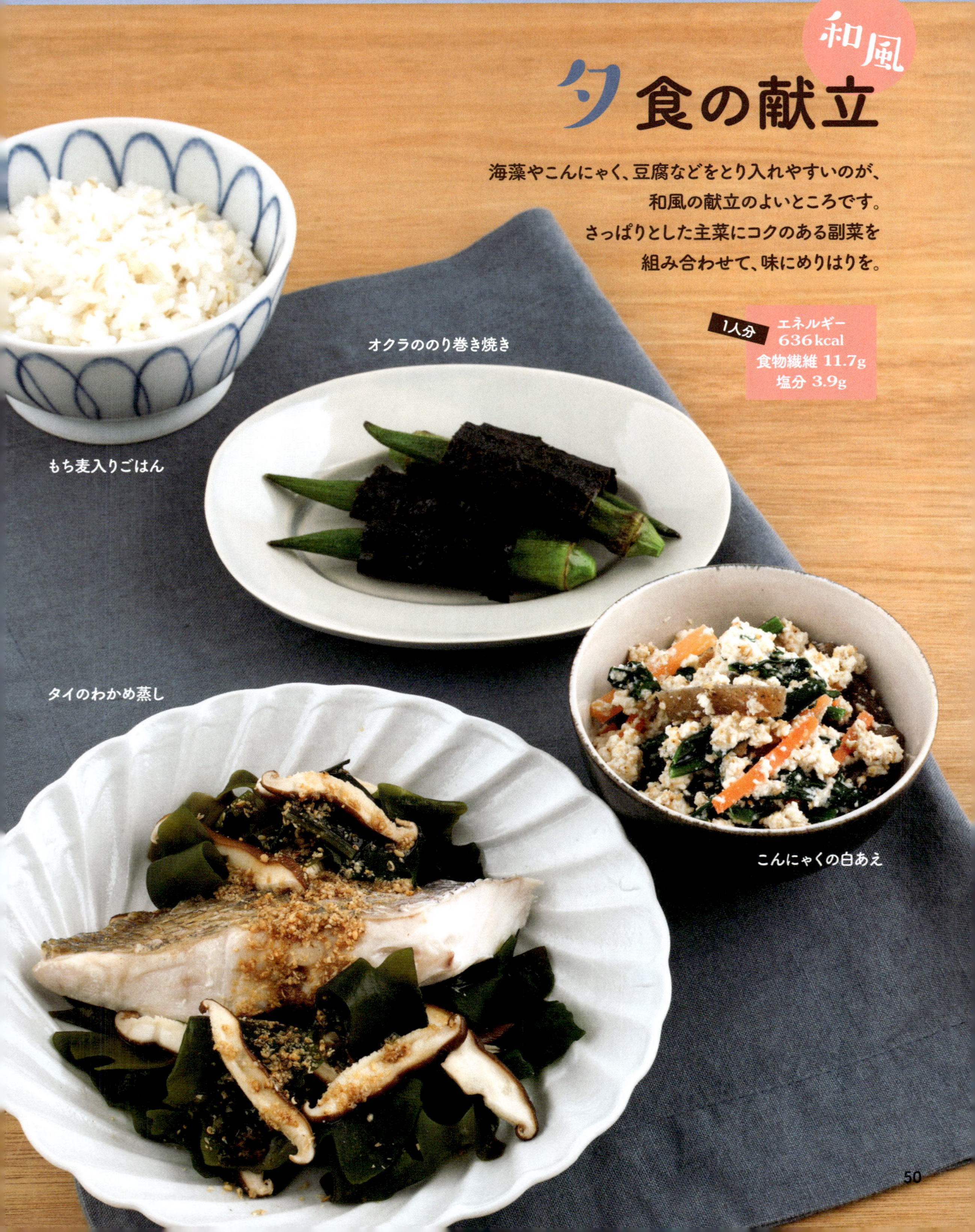

もち麦入りごはん

オクラののり巻き焼き

タイのわかめ蒸し

こんにゃくの白あえ

## オクラののり巻き焼き

**材料（1人分）**

オクラ……4本（40g）
味つけのり……8枚（5g）
オリーブ油……小さじ1

**作り方**

**1** オクラ1本にのりを2枚ずつ巻き、巻き終わりをつまようじなどでとめる。

**2** フライパンにオリーブ油を熱し、**1**を焼く。

**3** 焼き色がつき、オクラに火が通ったらとり出し、つまようじをはずして盛りつける。

**1人分** エネルギー67kcal
食物繊維 3.3g　塩分 0.2g

## もち麦入りごはん（150g）

**1人分** エネルギー280kcal
食物繊維 3.4g　塩分 0g

## こんにゃくの白あえ

**材料（1人分）**

こんにゃく……50g
ⓐ しょうゆ……小さじ1弱（5g）
ⓐ だし……小さじ1
ⓐ 砂糖……小さじ½
にんじん……10g
ほうれん草……10g
もめん豆腐……⅙丁（50g）
ⓑ 砂糖・しょうゆ……各小さじ½
ⓑ 塩……ミニスプーン¼（0.3g）
ⓑ すり白ごま……大さじ½

**作り方**

**1** こんにゃくは拍子木切りにして下ゆでし、水にさらしてアクを除き、水けをきる。

**2** なべにⓐを入れて煮立て、**1**のこんにゃくを加えて煮る。

**3** にんじんは4cm長さの細切りにし、ゆでる。ほうれん草はゆでて4cm長さに切る。

**4** もめん豆腐は1分ほど熱湯に通し、水けを絞る。

**5** すり鉢に**4**の豆腐を入れ、ⓑを加えてすり混ぜる。

**6** 汁けをきった**2**のこんにゃくと、**3**を加えてざっくりとあえる。

**1人分** エネルギー103kcal
食物繊維 2.5g　塩分 1.6g

### Point

あえ物は食べる直前にあえること。あえてから時間をおくと、材料から水分が出て水っぽくなり、味が落ちます。

「こんにゃくのうま煮」（68ページ）を利用して作ってもよいでしょう。

## タイのわかめ蒸し

**材料（1人分）**

マダイ……1切れ（80g）
塩・こしょう……各少量
わかめ……もどして50g
しいたけ……大1個（20g）
酒……大さじ½
ポン酢しょうゆ……大さじ1
すり白ごま……小さじ1

**作り方**

**1** タイは塩とこしょうをふって、しばらくおく。

**2** わかめは食べやすい大きさに切る。しいたけは薄いそぎ切りする。

**3** 耐熱皿にわかめを敷き、その上にタイとしいたけを並べて酒をふりかける。ラップをかけて、電子レンジで1分30秒～2分加熱する。加熱後、ラップをぴっちりとかけ直し、3分おく。

**4** 小さめのボールにポン酢しょうゆとごまを混ぜ合わせる。

**5** 器に**3**のわかめ、タイ、しいたけを盛り、**4**のごまポン酢だれをかける。

**1人分** エネルギー186kcal
食物繊維 2.5g　塩分 2.1g

洋風

# 夕食の献立

色鮮やかで目にもおいしい洋風献立。
主菜はトマトをたっぷり使ってボリュームアップ。
食物繊維の豊富なミックスビーンズはサラダのほか、
煮込み料理などにも手軽に使えます。

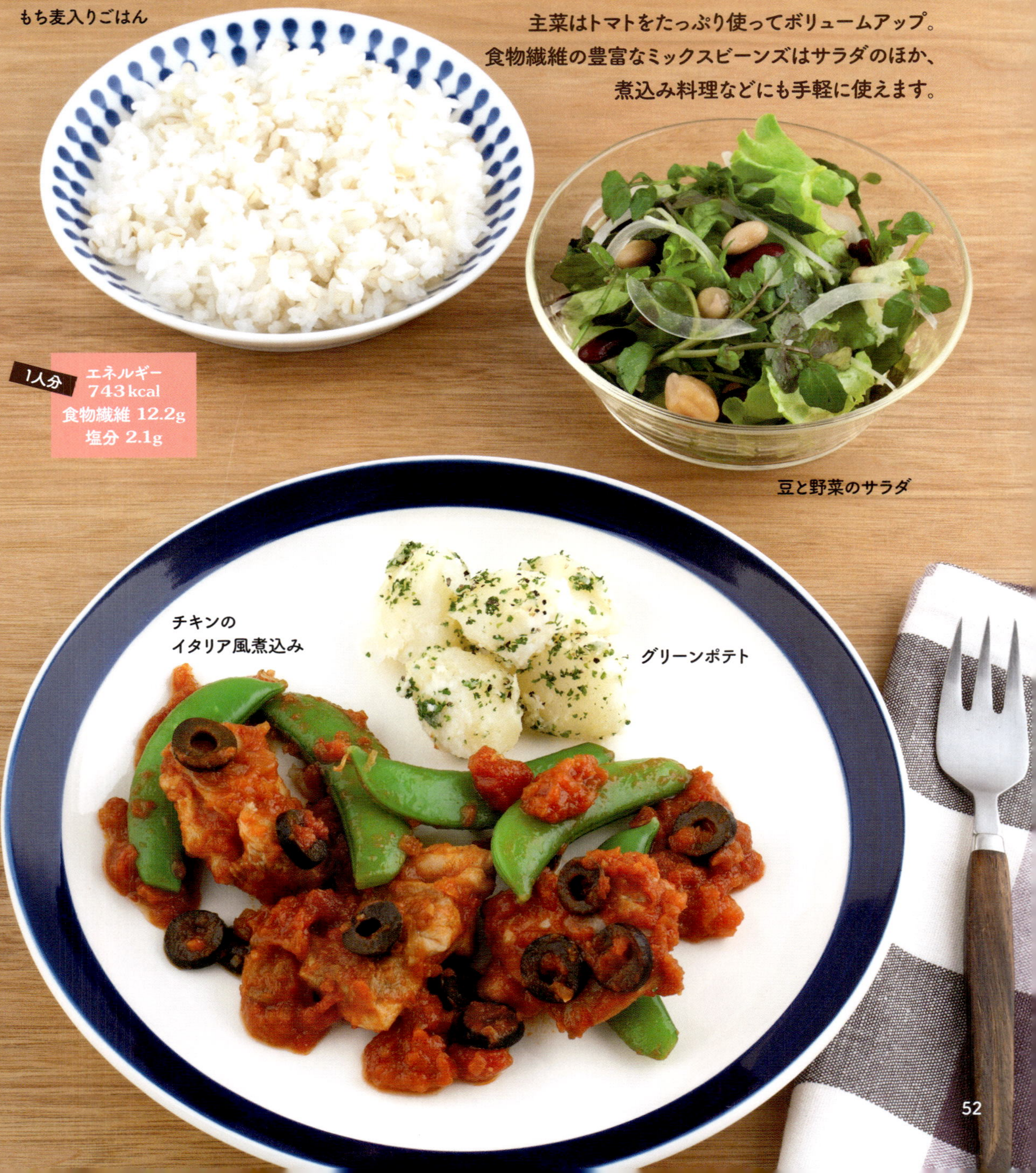

もち麦入りごはん
1人分
エネルギー 743kcal
食物繊維 12.2g
塩分 2.1g
豆と野菜のサラダ
チキンの
イタリア風煮込み
グリーンポテト

## 豆と野菜のサラダ

**材料（1人分）**

ミックスビーンズ（蒸しまたは水煮）‥30g
リーフレタス……大½枚（20g）
クレソン……10g
貝割れ菜……10g
玉ねぎ……20g
a オリーブ油……大さじ½
a ワインビネガー……小さじ1
a 塩……ミニスプーン½弱（0.5g）
a こしょう……少量

**作り方**

1 ボールにaを合わせてドレッシングを作る。
2 リーフレタスは食べやすくちぎり、クレソンは葉をちぎり、貝割れ菜は根元を除いて半分に切る。玉ねぎはごく薄く切る。
3 2をボールに入れて水洗いし、水に放す。ざるにあげて水けをよくきる。
4 1のドレッシングにミックスビーンズと3を入れ、充分に混ぜ合わせる。

**1人分** エネルギー112kcal
食物繊維 4.5g　塩分 0.5g

### Point

野菜は季節のものを使いましょう。混ぜてから時間をおくと水分が出て味が落ちるため、食べる直前にあえてください。

## グリーンポテト

**材料（1人分）**

じゃが芋……大½個（80g）
バター……小さじ1
粉チーズ……小さじ2
パセリのみじん切り……1g
あらびき黒こしょう……少量

**作り方**

1 じゃが芋は皮をむいて6～8等分に切り、やわらかくゆでる。湯を捨て、ふたをして再び弱火にかけ、芋を静かにころがして粉吹き芋にして火を消す。
2 1のなべにバター、粉チーズ、パセリを加えてからめる。
3 器に盛り、あらびき黒こしょうをふる。

**1人分** エネルギー111kcal
食物繊維 1.1g　塩分 0.2g

## もち麦入りごはん（150g）

**1人分** エネルギー280kcal
食物繊維 3.4g　塩分 0g

## チキンのイタリア風煮込み

**材料（1人分）**

鶏もも肉（皮なし）……80g
塩……ミニスプーン½弱（0.5g）
こしょう……少量
スナップえんどう……5本（30g）
にんにく……5g
玉ねぎ……20g
オリーブ油……大さじ½
白ワイン……大さじ1
トマト水煮缶詰め（カットタイプ）……½缶（100g）
黒オリーブ（スライス）……10g
塩・こしょう……各少量

**作り方**

1 鶏肉は食べやすい大きさに切り、塩とこしょうをふる。
2 スナップえんどうは筋を除き、さっとゆでる。
3 にんにくと玉ねぎはみじん切りにする。
4 フライパンにオリーブ油を中火で熱して3を加え、香りが出たら1を入れて両面をこんがりと焼く。
5 白ワインをふり入れ、トマト水煮缶詰めと黒オリーブを加えて、強火で1～2分しっかり煮る。
6 火を弱め、ふたをして7～8分煮る。
7 2のスナップえんどうをを加えて1～2分煮て、塩とこしょうで味をととのえる。

**1人分** エネルギー240kcal
食物繊維 3.2g　塩分 1.4g

### check!

エネルギーをおさえたい場合は、グリーンポテトを省いてもよいでしょう。1食分のエネルギーは632kcalにダウン。それでも食物繊維は11.1gと充分にとることができます。

中国風

# 夕食の献立

野菜の彩りのよい酢豚を主菜に、
ナンプラー、にんにく、ごま油などの香りをきかせた
エスニック風味の副菜2品も食べごたえ充分。
野菜がたっぷり食べられる献立です。

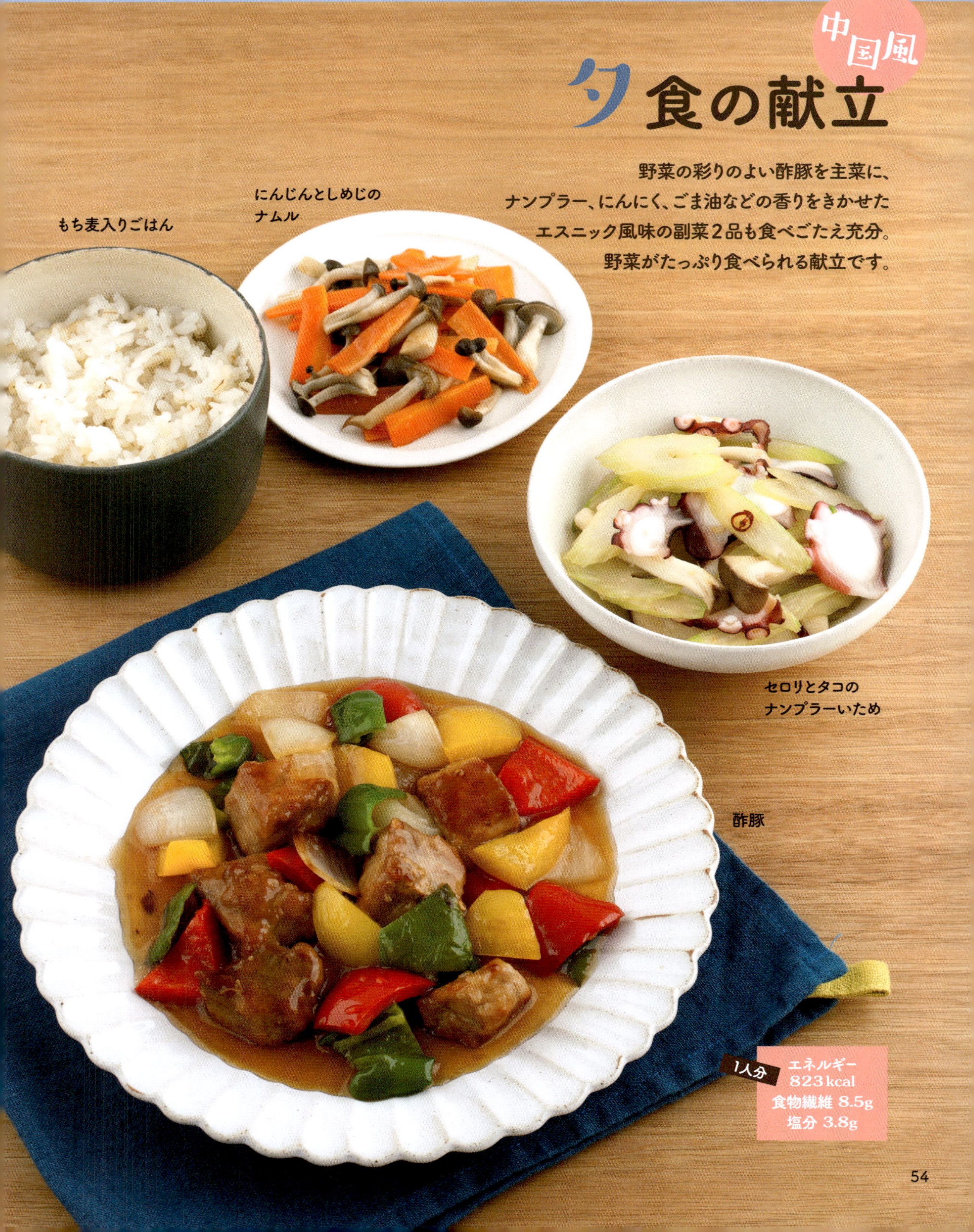

もち麦入りごはん

にんじんとしめじのナムル

セロリとタコのナンプラーいため

酢豚

1人分
エネルギー 823kcal
食物繊維 8.5g
塩分 3.8g

## にんじんとしめじのナムル

**材料（1人分）**

- にんじん……⅕本（30g）
- ごま油……小さじ¼
- しめじ……⅓パック（30g）
- 酒……少量
- ⓐ しょうゆ……小さじ½
- ⓐ 酢……大さじ⅓
- ⓐ 砂糖……小さじ⅓
- ⓐ にんにくのすりおろし……少量
- ⓐ ごま油……小さじ¼
- いり白ごま……少量

**作り方**

1. にんじんは3cm長さの薄い短冊切りにし、フッ素樹脂加工のフライパンにごま油を熱していためる。
2. しめじは細かくほぐし、酒をふってよく混ぜる。アルミ箔で包み、オーブントースターで6分焼き、さます。
3. ⓐをよく混ぜ合わせ、**1**のにんじん、汁けを軽く絞った**2**のしめじを合わせてあえる。
4. 器に盛り、ごまをふる。

**1人分** エネルギー51kcal　食物繊維 2.0g　塩分 0.6g

## もち麦入りごはん（150g）

**1人分** エネルギー280kcal　食物繊維 3.4g　塩分 0g

## セロリとタコのナンプラーいため

**材料（1人分）**

- セロリ……½本（50g）
- ゆでダコ……30g
- エリンギ……½本（20g）
- にんにくのみじん切り……少量
- 赤とうがらし（種を除く）……少量
- ごま油……小さじ1弱（3g）
- ナンプラー……小さじ½（3g）

**作り方**

1. セロリは斜め薄切りにし、水に放してパリッとさせ、水けをよくきる。
2. タコは薄くそぎ切りにする。エリンギは石づきを除き、縦4等分に裂く。長ければ半分に切る。
3. フッ素樹脂加工のフライパンにごま油を熱し、にんにく、赤とうがらしの順に弱火でいためる。
4. 香りが立ったらエリンギとセロリを加えて中火でいため、油がまわったらタコも加えてさっといためる。
5. ナンプラーを加えて混ぜ、火を消す。

**1人分** エネルギー72kcal　食物繊維 1.6g　塩分 0.9g

## 酢豚

**材料（1人分）**

- 豚肩ロース角切り肉……80g
- しょうゆ・酒……各小さじ½
- かたくり粉……小さじ1
- ピーマン・赤パプリカ・黄パプリカ……各20g
- 玉ねぎ……小¼個（30g）
- 揚げ油……適量
- ⓐ 顆粒鶏がらだし……小さじ¼
- ⓐ 湯……¼カップ
- ⓐ 砂糖・酢……各大さじ1
- ⓐ しょうゆ……大さじ½
- ⓐ かたくり粉……小さじ1

**作り方**

1. ピーマン、パプリカ、玉ねぎは一口大に切る。
2. 豚肉にしょうゆと酒をもみ込み、かたくり粉を薄くまぶす。
3. フライパンに揚げ油を1cm深さに入れて中火で熱し、**2**を入れて火が通るまで2〜3分揚げる。**1**を加え、さらに30秒ほど揚げ、油をきってとり出す。
4. 耐熱容器にⓐを入れ、電子レンジで2分加熱して混ぜる。
5. **4**に**3**を加えてあえる。

**1人分** エネルギー420kcal　食物繊維 1.5g　塩分 2.3g

column

外食のポイント

# 外食はメニュー選びが大事！

食事をいつでも家庭で手作りできるとは限りません。仕事中のランチや、友人との会食、つき合いでの飲み会など、外食の機会はなにかと多いもの。しかし、外食が続くと、どうしても栄養バランスは偏りがちになり、食物繊維も不足しやすくなります。メニューを選ぶさいには、和食、洋食など料理の種類ににかかわらず、できるだけ、野菜や豆、きのこ、海藻、芋といった、食物繊維の豊富な食材を使ったものを選ぶことがたいせつです。野菜料理は、生のサラダよりも、加熱した煮物やいため物のほうが量をたっぷり食べられます。たとえば、きんぴらごぼう、ひじきの煮物、五目豆、おから煮など、いわゆる「おふくろの味」と呼ばれるような和風の総菜には、食物繊維がたっぷり。意識して頼むようにするとよいでしょう。

また、どんぶり物やラーメンなどの単品メニューよりも、主食、主菜、副菜、汁物がそろった定食を選んだほうが、さまざまな栄養素を比較的バランスよく摂取できます。主食が選べる店では、雑穀ごはんや玄米ごはんを選ぶのもポイントです。

単品メニューの場合は、どんぶり物よりも、そばやパスタがおすすめ。そばやパスタには、精白米ごはんよりも食物繊維が多く含まれているからです。具材に野菜やきのこ、海藻を使ったものを選んだり、サラダや具だくさんのスープをプラスしたりして、食物繊維を補えば、なおよいですね。

コンビニやファストフードでおにぎりやパン、ハンバーガーなどを買う場合も、野菜が不足しやすいので、サラダや具だくさんのスープを組み合わせるようにします。

メニュー選びをくふうしても、食物繊維が不足してしまうようなら、次の食事で補いましょう。

### メニュー選びのポイント

- 野菜、豆、きのこ、海藻、芋などを使った料理を選ぶ。
- 野菜料理は生野菜よりも加熱した煮物やいため物が量をたっぷり食べられておすすめ。
- きんぴらごぼう、五目豆などの和風の総菜は食物繊維たっぷりでおすすめ。
- 皿数の多い定食メニューで栄養バランスのよい食事に。主食は玄米ごはんや雑穀ごはんを選択できるとなおよい。
- 単品メニューでは、どんぶり物よりもそばやパスタが食物繊維多めでおすすめ。

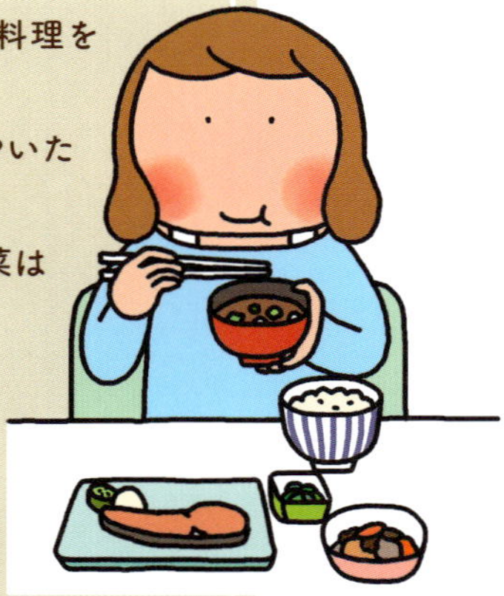

# 第3章

# 便秘を解消するアイデア料理

食物繊維は意識してとらないと、
どうしても不足しがちなもの。
無理なく毎日とり入れられるように
作りおきを活用したり、
主菜や小さなおかず、汁物、おやつなどで
食物繊維をプラスしたりして、
すっきり快便を目指しましょう！
便秘解消に役立つマグネシウムや
発酵食品をとれる料理も紹介します。

便秘解消に役立つ栄養素を
手軽に補える「作りおきおかず」。
そのままでもアレンジしてもおいしいので、
多めに作って毎日の食事に活用しましょう。

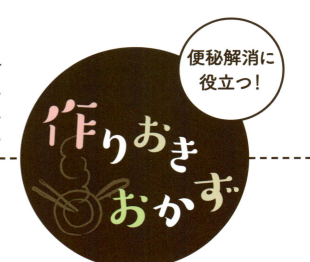

便秘解消に役立つ！

# 作りおきおかず

アレンジ 1

## きのこピクルス

きのこ類はどれも食物繊維豊富。
好みのきのこで作りましょう。
塩分が少なめなので、保存は冷蔵庫で。

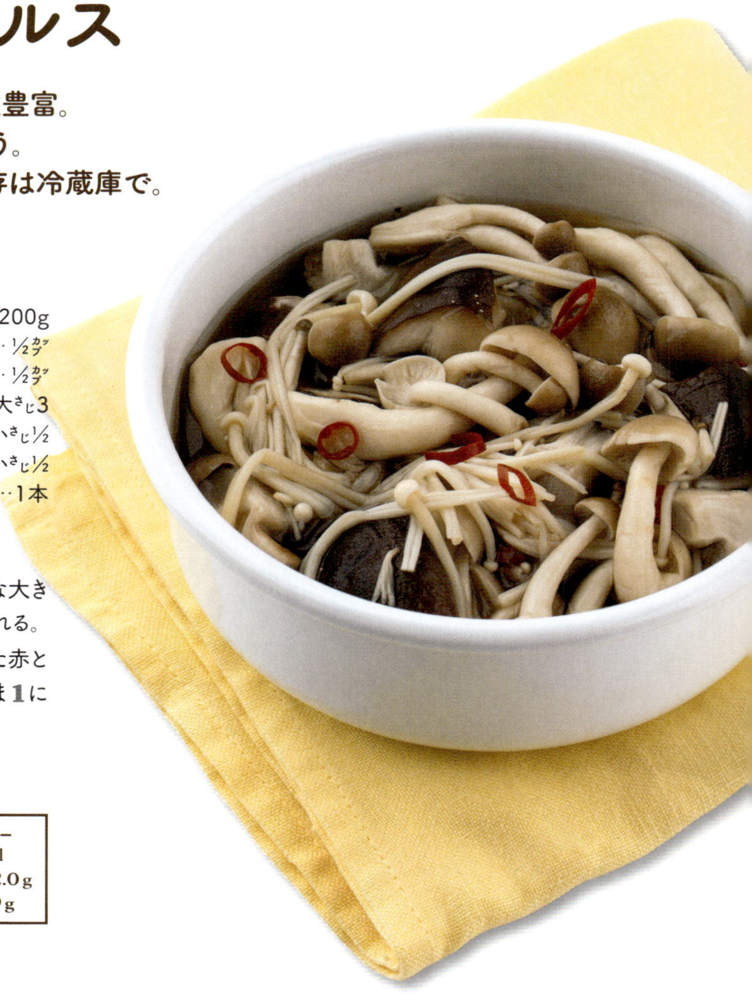

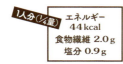

**材料**（作りやすい分量）

生しいたけ・しめじ・えのきたけ …… 合わせて200g

ⓐ
- こんぶだし …… ½カップ
- 酢 …… ½カップ
- 砂糖 …… 大さじ3
- しょうゆ …… 小さじ½
- 塩 …… 小さじ½

赤とうがらし …… 1本

**作り方**

1 きのこ類の石づきを落とし、適当な大きさに裂いて耐熱の保存容器に入れる。
2 小なべにⓐの材料と輪切りにした赤とうがらしを入れて煮立て、熱いまま1に注いで漬ける。
3 6時間ほどおいて味をなじませる。

1人分（¼量）
エネルギー 44kcal
食物繊維 2.0g
塩分 0.9g

アレンジ 2

アレンジ1
エネルギー控えめ

# ささ身の冷製マリネ

1人分
エネルギー 80kcal
食物繊維 1.3g
塩分 0.7g

**材料（1人分）**

| | |
|---|---|
| **きのこピクルス（58ページ）** | **50g** |
| 鶏ささ身 | 小1本（40g） |
| 塩 | ミニスプーン1/3（0.3g） |
| こしょう | 少量 |
| かたくり粉 | 小さじ1 |
| サラダ菜 | 小1枚（5g） |
| ミニトマト | 2個（20g） |

**作り方**

1 鶏ささ身は筋をとり、一口大のそぎ切りにして、塩とこしょうをふる。
2 1にかたくり粉をまぶし、沸騰した湯に入れて、火が通るまでゆでる。
3 2をきのこピクルス、サラダ菜、ミニトマトとともに器に盛る。

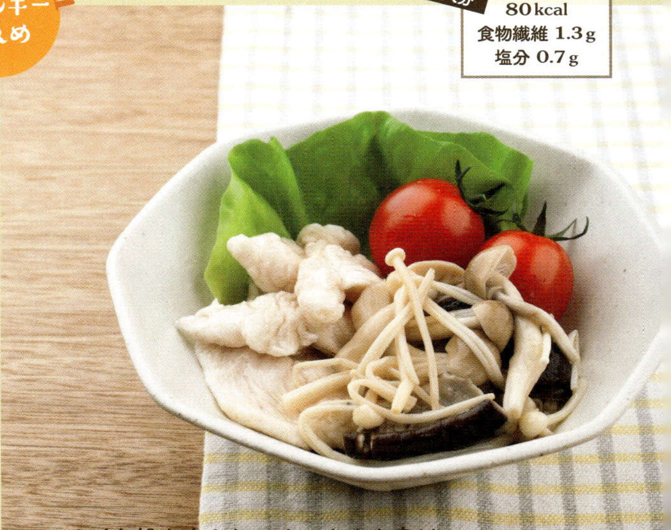

かたくり粉をまぶしてゆでたささ身はつるりとした食感。あっさりとした一品です。

アレンジ2
エネルギーしっかり

# きのこたっぷりいなりずし

1人分
エネルギー 307kcal
食物繊維 2.1g
塩分 1.9g

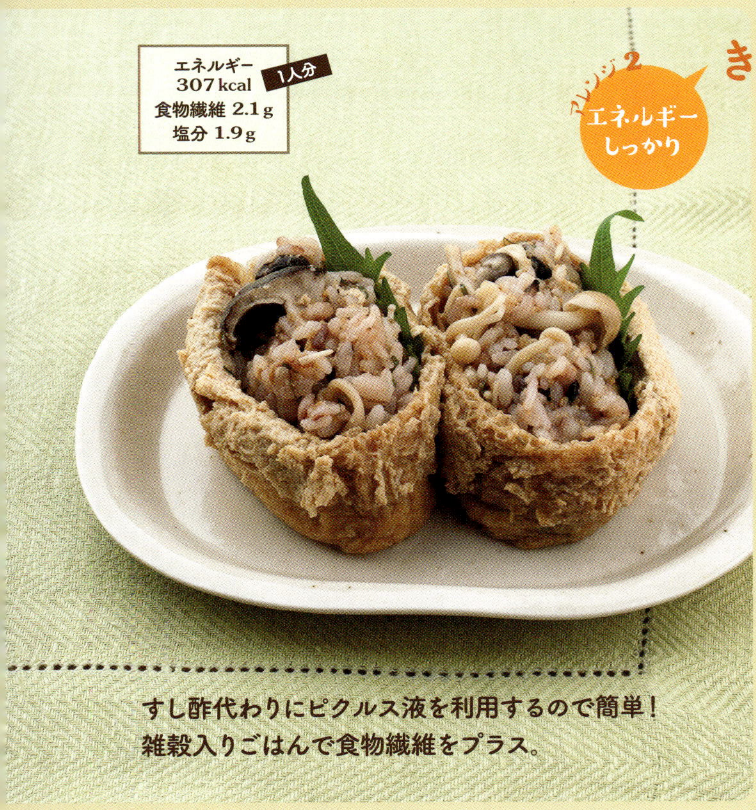

すし酢代わりにピクルス液を利用するので簡単！
雑穀入りごはんで食物繊維をプラス。

**材料（1人分）**

| | |
|---|---|
| 油揚げ | 1枚（20g） |
| ⓐ 水 | 1/2カップ |
| ⓐ 酒 | 小さじ2 |
| ⓐ 砂糖 | 小さじ2強（7g） |
| ⓐ しょうゆ | 小さじ2弱（11g） |
| **きのこピクルス（58ページ）** | **40g** |
| **きのこピクルスのピクルス液** | **小さじ2** |
| 雑穀入りごはん（温かいもの） | 100g |
| 青じそ | 2枚（2g） |
| すり白ごま | 小さじ1 |

**作り方**

1 油揚げを半分に切って開き、5分ほどゆでて油抜きする。ⓐの材料とともになべに入れ、落としぶたをして弱火で20～30分煮る。1時間ほどおき、味をなじませる。
2 ごはんにきのこピクルスとピクルス液を加え、しゃもじで軽く切るように混ぜる。
3 2に青じそのせん切りとすりごまを混ぜ、1の油揚げに詰める。

アレンジ 1

# キャベツとにんじんの塩もみ

**野菜は塩もみにするとかさが減って量を食べられます。
刻んだ野菜をまとめて塩もみにしておけば、
いろいろな料理に重宝します。**

**材料（作りやすい分量）**

キャベツ……………………………4～5枚（200g）
にんじん…………………………………⅓本（50g）
塩…………………………………………… 小さじ½
こぶ茶（粉末または顆粒）………… 小さじ½（1g）

**1人分（¼量）**
エネルギー 16kcal
食物繊維 1.2g
塩分 0.9g

**作り方**

**1** キャベツは芯をとり除いて3～4㎝長さに切り、7～8㎜幅に刻む。

**2** にんじんは3～4㎝長さのせん切りにする。

**3** ボールに**1**と**2**を入れ、塩をふって軽くもむ。重石をして20分おき、水けをきってこぶ茶を混ぜる。

**4** 水けを絞り、保存容器に入れて冷蔵保存する。

アレンジ 2

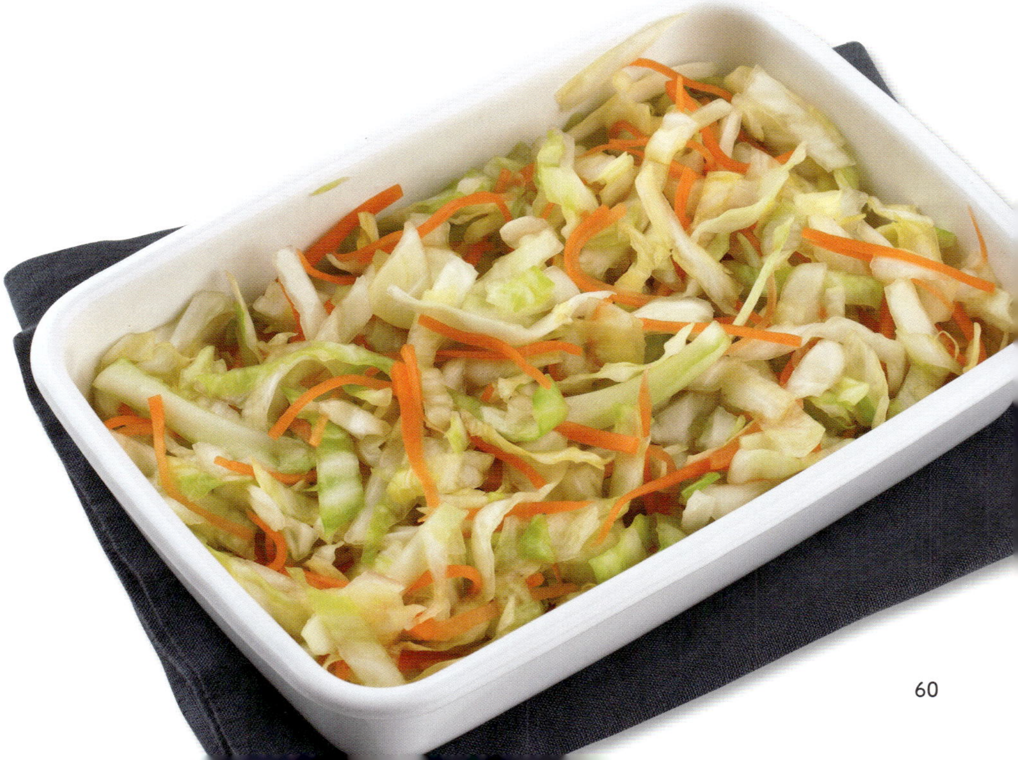

アレンジ1 エネルギー控えめ

# マリネサラダ

**材料(1人分)**

キャベツとにんじんの塩もみ(60ページ)…… 60g
りんご…… ⅙個(30g)
ミックスビーンズ(蒸しまたは水煮)…… 30g
a
- 酢…… 大さじ½
- オリーブ油…… 大さじ½
- 砂糖…… 小さじ½
- 塩…… ミニスプーン⅓(0.3g)

**作り方**

1 りんごは皮つきのままいちょう切りにし、塩水(塩は分量外)にさらして水けをきる。キャベツとにんじんの塩もみは水けを絞る。
2 ボールにaの材料を混ぜ合わせ、りんご、塩もみ、ミックスビーンズを加えてあえる。

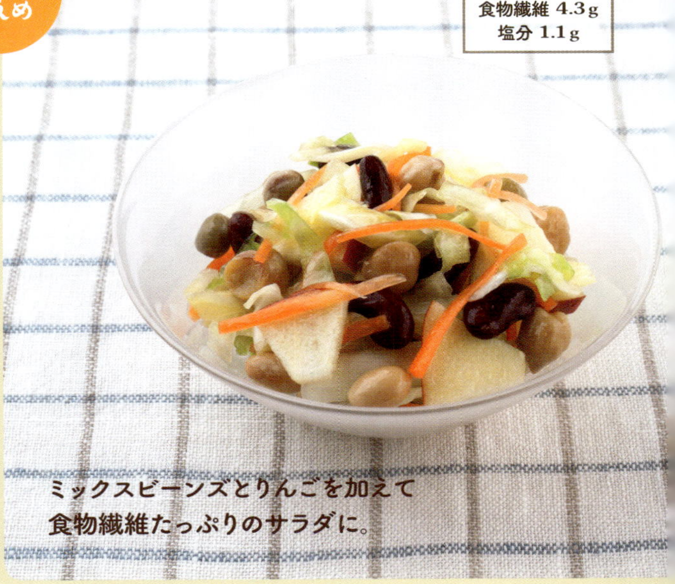

1人分 エネルギー 146kcal 食物繊維 4.3g 塩分 1.1g

ミックスビーンズとりんごを加えて
食物繊維たっぷりのサラダに。

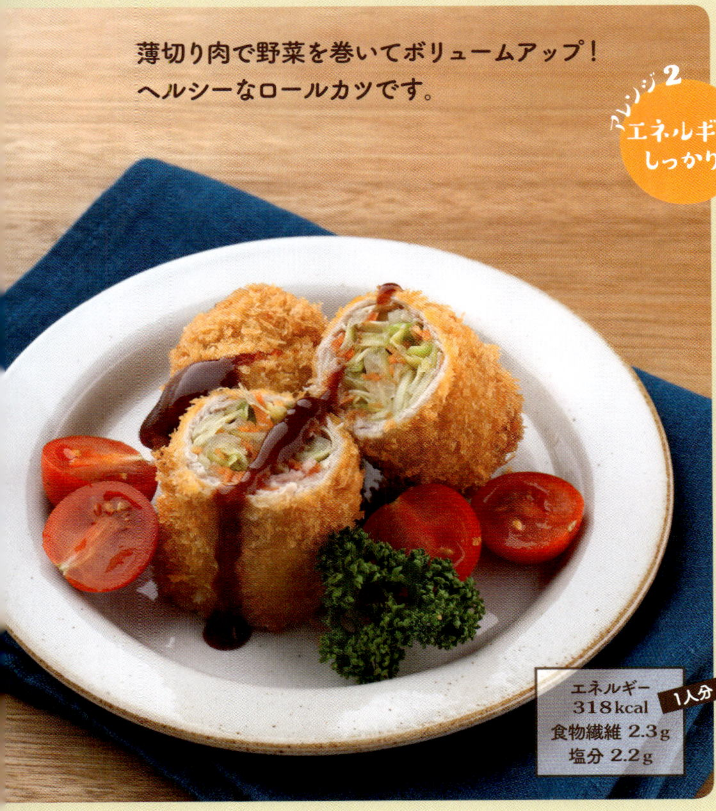

薄切り肉で野菜を巻いてボリュームアップ!
ヘルシーなロールカツです。

アレンジ2 エネルギーしっかり

エネルギー 318kcal 食物繊維 2.3g 塩分 2.2g 1人分

# 豚肉のロールカツ

**材料(1人分)**

キャベツとにんじんの塩もみ(60ページ)…… 60g
- 豚もも薄切り肉…… 3枚(60g)
- 塩…… ミニスプーン½弱(0.5g)
- こしょう…… 少量

衣
- 小麦粉…… 大さじ1
- とき卵…… 20g
- パン粉…… 大さじ3(9g)

揚げ油…… 適量
ミニトマト…… 2個(20g)
パセリ…… 少量
中濃ソース・ケチャップ…… 各小さじ1

**作り方**

1 豚肉は端を重ねて広げ、塩とこしょうをふる。
2 キャベツとにんじんの塩もみは水けを軽く絞る。
3 1の中央に2を置いて巻き、衣を順にまぶす。
4 揚げ油を180℃に熱し、3を揚げる。
5 3等分に切って器に盛り、ミニトマトとパセリを添える。ソースとケチャップを混ぜ合わせてかける。

1人分（1/6量）
エネルギー 56kcal
食物繊維 2.8g
塩分 1.0g

# 切りこんぶの煮物

アレンジ 1

**切りこんぶやひじきなど
海藻の乾物は少量で
食物繊維がたっぷりとれます。**

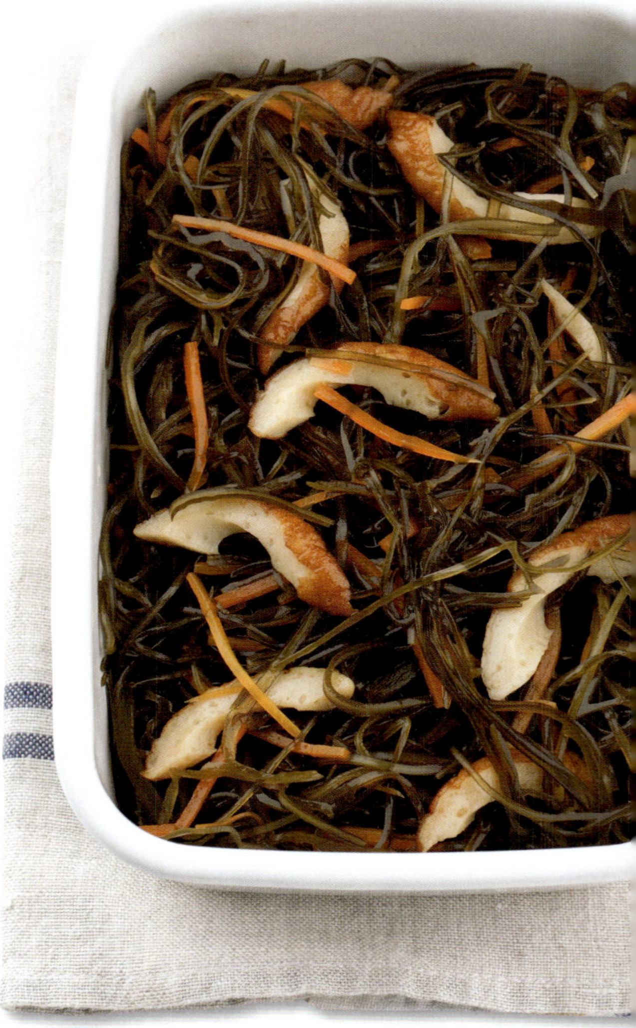

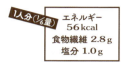

**材料**（作りやすい分量）

切りこんぶ（乾）……40g
にんじん……1/4本（40g）
ちくわ……1本（60g）
ⓐ
- 切りこんぶのもどし汁……1カップ
- めんつゆ（ストレートタイプ）……大さじ6
- 酒……大さじ2
- みりん……大さじ2

ごま油……小さじ1

**作り方**

1 切りこんぶはさっと洗い、ボールに入れて、かぶるくらいの水に10分つけてもどす。水けをきって4cm長さに切る。
2 にんじんは4cm長さのせん切りにする。ちくわは縦半分に切って、5mm幅の斜め切りにする。
3 なべにⓐと1、2を入れて火にかけ、中火で煮汁がなくなるまで10分ほど煮る。
4 仕上げにごま油を加えて混ぜ合わせる。

アレンジ 2

**point!**
味つけで使うめんつゆは、こんぶつゆがおすすめです。

# かぶと切りこんぶのゆずあえ

アレンジ1 エネルギー控えめ

1人分 エネルギー 62kcal 食物繊維 2.7g 塩分 0.9g

**材料（1人分）**

切りこんぶの煮物（62ページ）……30g
かぶ……100g
塩……ミニスプーン½弱（0.5g）
ⓐ 砂糖……小さじ2弱（5g）
ⓐ 酢……小さじ1
ⓐ ゆずの搾り汁……小さじ1（5g）
ゆずの皮のせん切り……少量

**作り方**

1 かぶは皮をむき、縦半分にして3〜4㎜幅に切る。葉の部分をきれいに水洗いして、3㎝幅に切る。

2 1に塩をふって軽くもみ、切りこんぶの煮物と混ぜ合わせる。

3 ⓐを混ぜ合わせ、2をあえる。器に盛り、ゆずの皮を散らす。

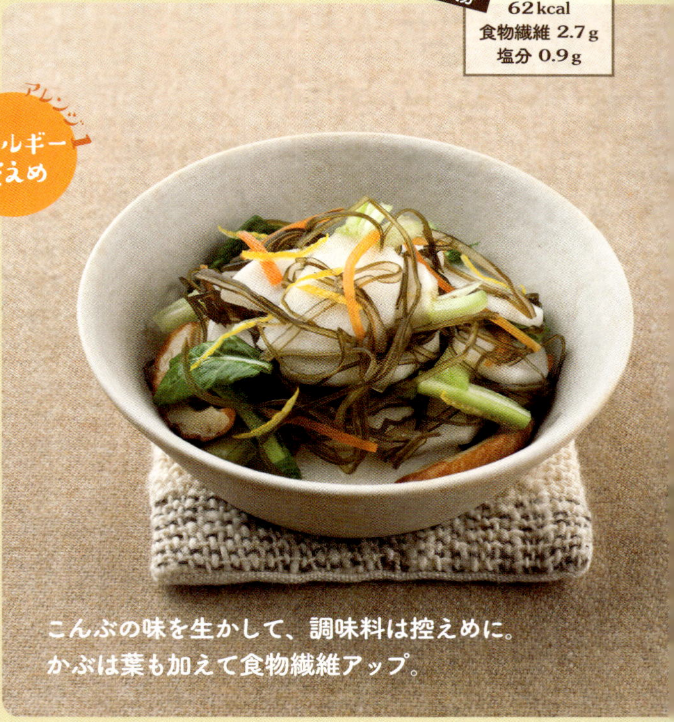

こんぶの味を生かして、調味料は控えめに。
かぶは葉も加えて食物繊維アップ。

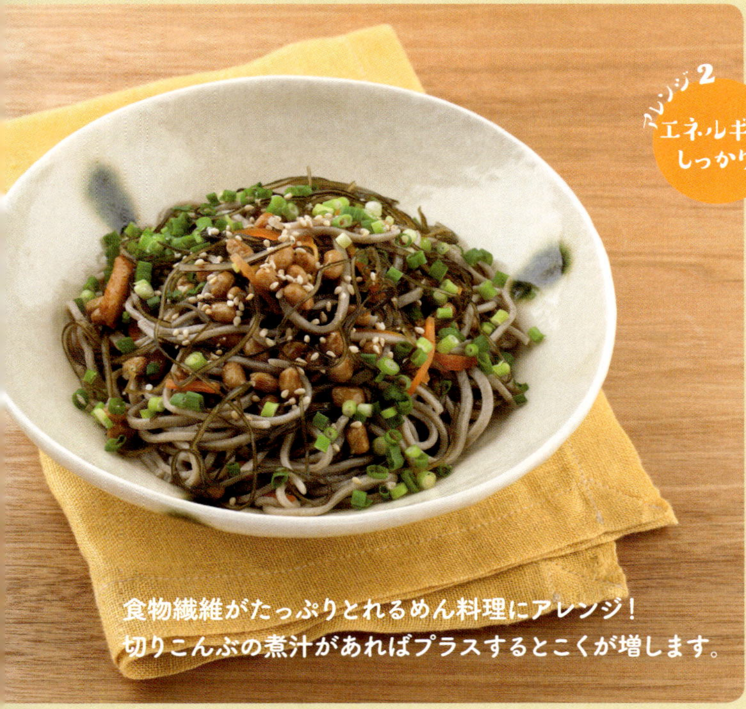

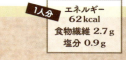

食物繊維がたっぷりとれるめん料理にアレンジ！
切りこんぶの煮汁があればプラスするとこくが増します。

# 納豆と切りこんぶのそば

アレンジ2 エネルギーしっかり

**材料（1人分）**

切りこんぶの煮物（62ページ）……50g
そば（ゆで）……1玉（180g）
納豆……1パック（40g）
めんつゆ（ストレートタイプ）……大さじ1
いり白ごま……ひとつまみ
小ねぎ……10g

**作り方**

1 そば、切りこんぶの煮物、納豆、めんつゆを混ぜる。

2 1を器に入れ、ごまと小口切りにした小ねぎをふる。

エネルギー 368kcal 食物繊維 8.3g 塩分 1.2g 1人分

エネルギー 84kcal
食物繊維 2.0g
塩分 1.0g
1人分(⅙量)

# 切り干し大根の煮物

乾物は食物繊維がとりやすい食材です。
もどし汁を煮汁に使うと、自然な甘味がつきます。

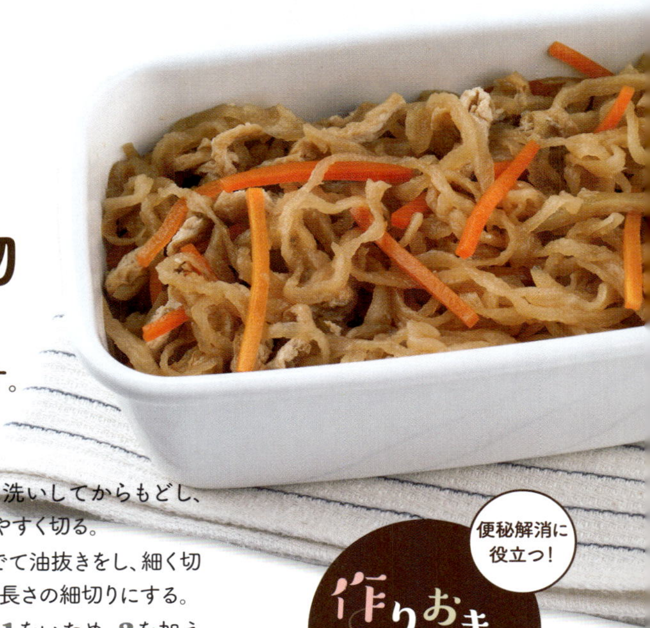

便秘解消に役立つ!
作りおきおかず

**材料**(作りやすい分量)

切り干し大根(乾)……50g
油揚げ……1枚(20g)
にんじん……¼本(40g)
油……大さじ1
a だし+切り干し大根のもどし汁……合わせて2½カップ
a 酒……大さじ1
a みりん……大さじ2
砂糖……大さじ1
しょうゆ……大さじ2

**作り方**

1 切り干し大根は水洗いしてからもどし、水けを絞って食べやすく切る。
2 油揚げはさっとゆでて油抜きをし、細く切る。にんじんは5cm長さの細切りにする。
3 なべに油を熱して1をいため、2を加えてさらにいためる。
4 aを入れ、煮立ったら砂糖としょうゆを加え、煮汁がほぼなくなるまで煮る。

アレンジ1

味つけクラゲを使って中国風のあえ物に。
クラゲを蒸し鶏に代えてもおいしい。

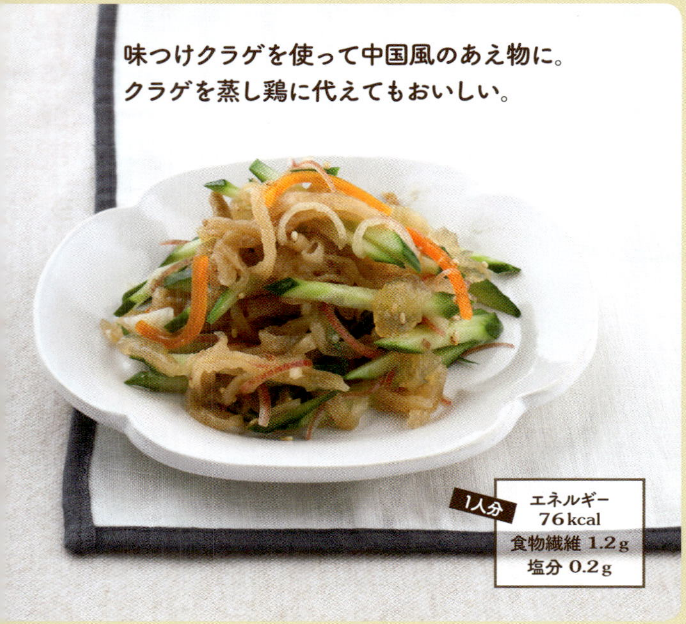

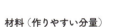

1人分
エネルギー 76kcal
食物繊維 1.2g
塩分 0.2g

アレンジ1
エネルギー控えめ

## 切り干し大根とクラゲのあえ物

**材料**(1人分)

**切り干し大根の煮物**(64ページ)……**30g**
クラゲ(味つけ)……15g
きゅうり……⅓本(30g)
みょうが……½個(10g)
ごま油・酢……各小さじ1
いり白ごま……小さじ½

**作り方**

1 クラゲは食べやすい大きさに切る。きゅうりは4cm長さの細切りにする。みょうがは縦半分に切ってから小口切りにする。
2 ごま油はさっと熱して香りを出し、さます。
3 材料をすべて混ぜ合わせ、器に盛る。

ひき肉とともに卵焼きに入れて焼けば、
切り干し大根もメインのおかずに変身！
酸味と辛味のあるたれで、エスニックな風味が増します。

1人分
エネルギー 281 kcal
食物繊維 1.2 g
塩分 1.5 g

アレンジ 2

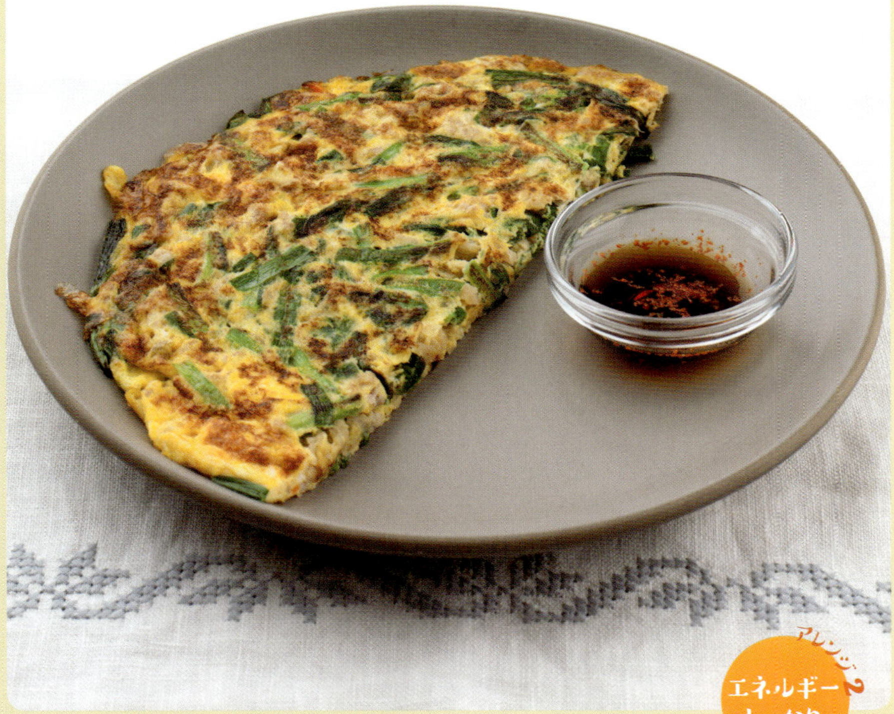

アレンジ2
エネルギーしっかり

# 切り干し大根の台湾風卵焼き

**材料（2人分）**

- 切り干し大根の煮物（64ページ）‥ 60g
- 卵……3個（180g）
- にら……½束（50g）
- 豚ひき肉……50g
- 油……大さじ1
- 塩……ミニスプーン1弱（1g）
- こしょう……少量
- ⓐ 酢……小さじ2
- ⓐ しょうゆ……小さじ1
- ⓐ 一味とうがらし……少量

**作り方**

1. 卵はときほぐす。にらは2㎝長さに切る。
2. フライパンに油を熱し、中火でひき肉をほぐしながらいため、塩とこしょうをふる。
3. 切り干し大根の煮物とにらを加えていためる。
4. 卵をまわし入れて大きく混ぜながらいため、ほぼ火が通ったら平らにし、弱火で3～4分、少し焼き色がつくまで焼く。返してさらに3～5分焼く。
5. 2つに切って器に盛り、ⓐを合わせたたれをかけながら食べる。

便秘解消に
役立つ!

作りおきおかず

1人分(1/6量) エネルギー 83kcal
食物繊維 2.1g
塩分 0.7g

# きんぴらごぼう

アレンジ
1

**ごはんにぴったりの定番常備菜。
ごぼうは野菜の中でも特に
食物繊維が豊富です。**

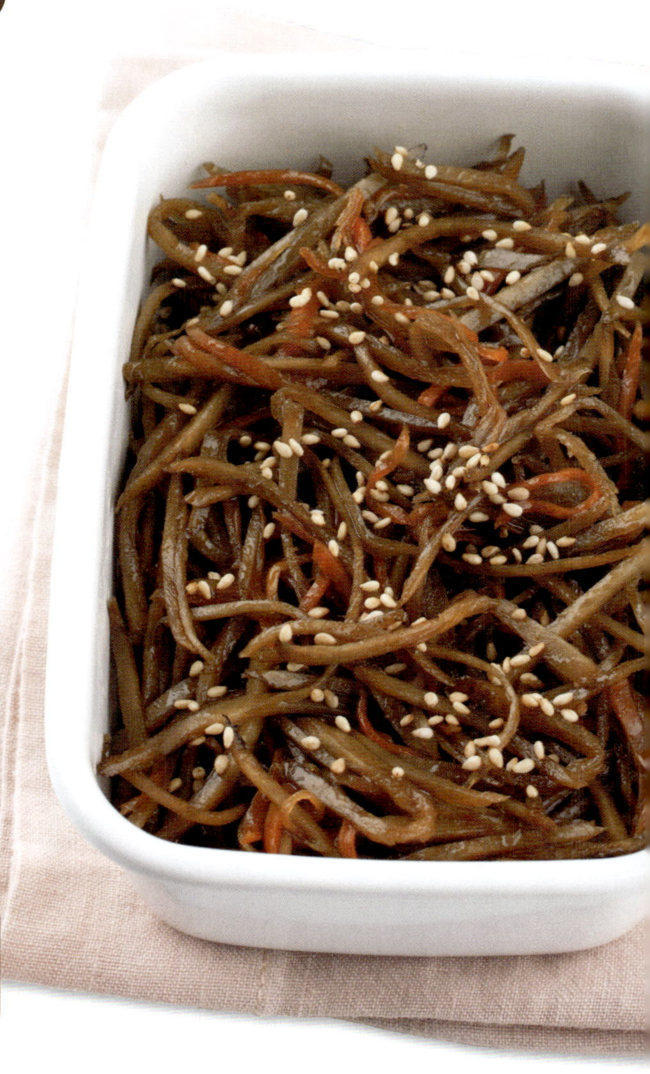

**材料**(作りやすい分量)

ごぼう……大1本(200g)
にんじん……¼本(40g)
サラダ油・ごま油……各大さじ1
酒……大さじ1
みりん……大さじ1
砂糖……大さじ1
しょうゆ……大さじ1½
いり白ごま……適量

**作り方**

1 ごぼうは斜め薄切りにしてからせん切りにし、水につけて軽く洗う。にんじんもせん切りにする。

2 フライパンにサラダ油とごま油を熱して1をいため、全体に火が通ったら酒とみりんを加えて、アルコール分をとばす。

3 砂糖としょうゆを加えて、いためながら味をととのえ、最後にごまをふる。

アレンジ
2

**point!**

ごぼうは火が通りにくいので、電子レンジで2〜3分加熱してからいためると、調理時間を短縮できます。

アレンジ1 エネルギー控えめ

# きんぴらごぼうといんげんのごまあえ

ごまを加えて食物繊維たっぷりのあえ物。
さやいんげんの緑色で彩りもきれい。

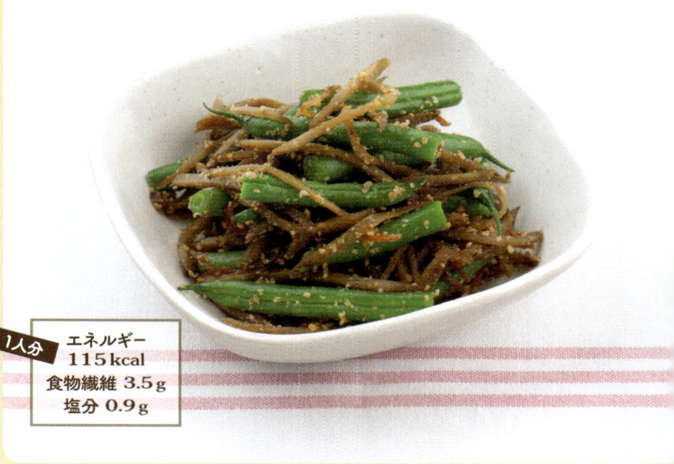

1人分 エネルギー 115kcal 食物繊維 3.5g 塩分 0.9g

**材料（1人分）**

きんぴらごぼう（66ページ）……40g
さやいんげん……7本（50g）
ⓐ すり白ごま……小さじ2
ⓐ 砂糖……小さじ½
ⓐ しょうゆ……小さじ½

**作り方**

1 さやいんげんは塩少量（分量外）を加えた熱湯で、しんなりするまで色よくゆでる。ざるにとってさまし、ごぼうと同じ長さに切る。
2 ⓐを合わせた衣で1をあえる。
3 きんぴらごぼうと2をあえて器に盛る。

アレンジ2 エネルギーしっかり

# きんぴらごぼうの春巻き

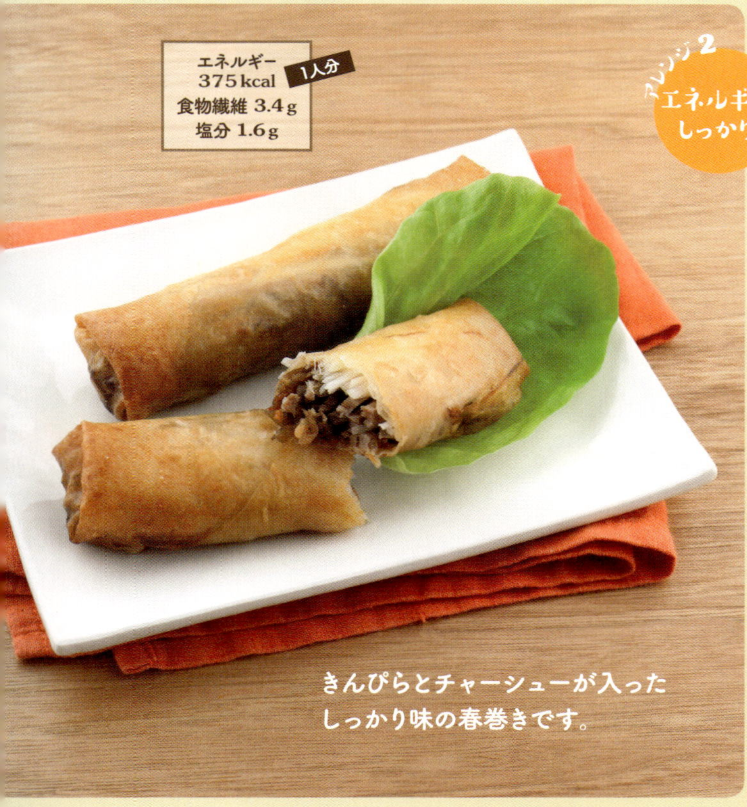

エネルギー 375kcal 食物繊維 3.4g 塩分 1.6g 1人分

きんぴらとチャーシューが入った
しっかり味の春巻きです。

**材料（1人分）**

きんぴらごぼう（66ページ）……60g
チャーシュー……40g
ねぎ……20g
春巻きの皮……2枚（24g）
かたくり粉……小さじ1
水……小さじ2
揚げ油……適量
サラダ菜……小1枚（5g）

**作り方**

1 チャーシュー、ねぎは5～6cm長さのせん切りにする。
2 春巻きの皮を広げてきんぴらごぼうと1を置き、手前と両側を内側に折り、くるくると巻く。巻き終わりに水どきかたくり粉を塗ってとめる。
3 揚げ油を160℃に熱し、2を入れて6～7分かけてこんがり揚げる。
4 サラダ菜とともに器に盛る。

エネルギー 67kcal
食物繊維 2.3g
塩分 0.9g
1人分(¼量)

# こんにゃくのうま煮

保存がきくこんにゃくは便秘の強い味方。
れんこんやごぼう、竹の子を加えて作ってもおいしい。

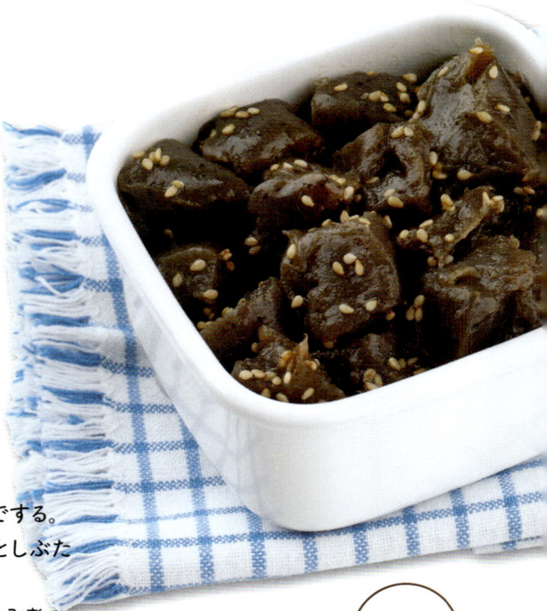

**材料(作りやすい分量)**

板こんにゃく………… 2枚(400g)

ⓐ
- だし………………………… ½カップ
- 酒・みりん……………… 各大さじ2
- 砂糖・しょうゆ………… 各大さじ1

仕上げ用しょうゆ…………… 小さじ1
ごま油………………………… 大さじ½
いり白ごま…………………… 小さじ1

**作り方**

**1** こんにゃくは一口大にちぎり、下ゆでする。
**2** なべにⓐを煮立てて**1**を入れ、落としぶたをして10分ほど中火で煮る。
**3** 落としぶたをとり、ころがしながら5分煮る。
**4** 仕上げ用しょうゆを加えて強火にし、ころがしながら煮て照りを出す。ごま油をまわしかけ、ごまをふる。

便秘解消に役立つ!
作りおきおかず

アレンジ1

アレンジ1
エネルギー控えめ

## こんにゃくとにんじんのごまマヨネーズあえ

こんにゃくのうま煮の甘辛味とごまマヨネーズで、こくのある味わい。

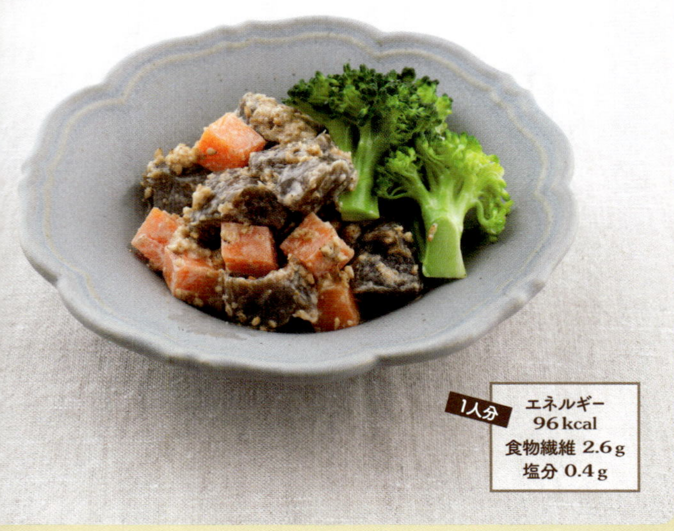

1人分
エネルギー 96kcal
食物繊維 2.6g
塩分 0.4g

**材料(1人分)**

こんにゃくのうま煮(68ページ)…………… 50g
にんじん・ブロッコリー…………………… 各20g
すり白ごま………………………………… 小さじ1
マヨネーズ………………………………… 大さじ½

**作り方**

**1** にんじんは1cm角に切ってゆでる。
**2** ブロッコリーは小房に分けてゆでる。
**3** ボールにすりごまとマヨネーズを入れて混ぜ合わせ、こんにゃくのうま煮とにんじんを加えてあえる。
**4** 器に盛り、ブロッコリーを添える。

こんにゃくと大根、あっさりした食材も、
パンチのきいた味つけで食べごたえ充分です。

1人分
エネルギー 251 kcal
食物繊維 3.4 g
塩分 1.8 g

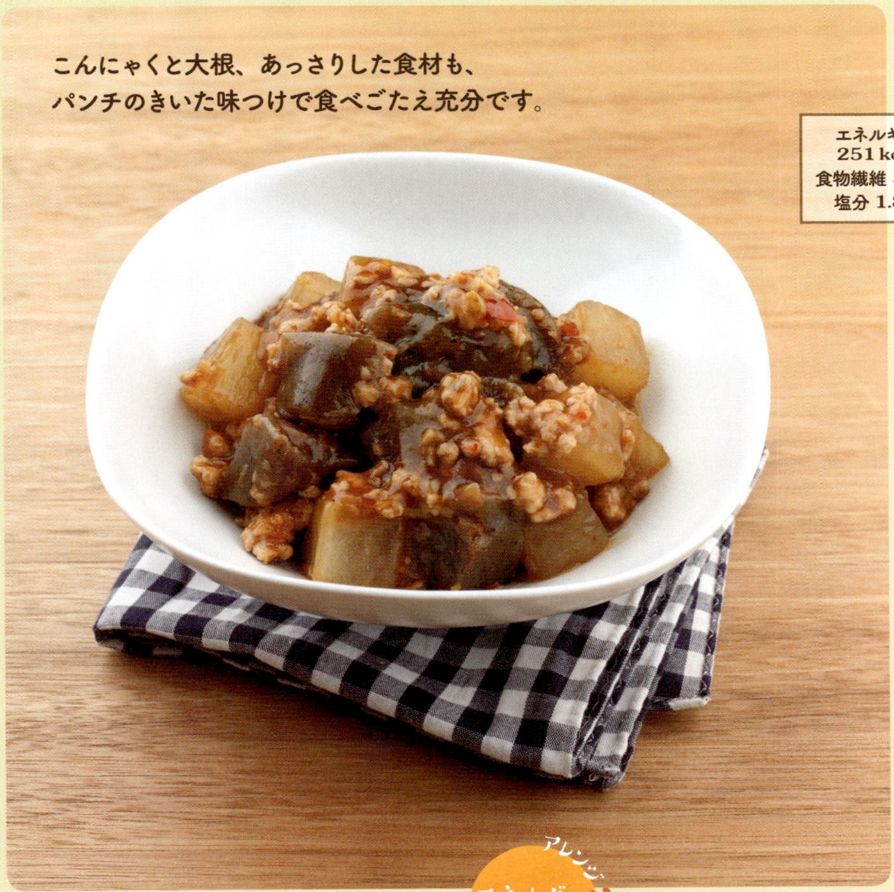

アレンジ 2

アレンジ2
エネルギーしっかり

# 麻婆大根

**材料（1人分）**

| | |
|---|---|
| こんにゃくのうま煮（68ページ） | 70g |
| 豚ひき肉 | 50g |
| 大根 | 100g |
| しょうが・にんにく | 各5g |
| ねぎ | 10g |
| ごま油 | 小さじ1 |
| 豆板醤《とうばんじゃん》 | 小さじ1/3（2g） |
| a 酒 | 小さじ1 |
| a 甜麺醤《てんめんじゃん》 | 小さじ1（6g） |
| a オイスターソース | 小さじ2/3（4g） |
| 水 | 適量 |
| 水 | 小さじ2 |
| かたくり粉 | 小さじ1 |

**作り方**

1 大根は1.5cm角に切り、たっぷりの湯で透き通るくらいまでゆでる。
2 しょうが、にんにく、ねぎはみじん切りにする。
3 フライパンにごま油を熱して2を軽くいため、豚ひき肉を加えて水分がとぶまでしっかりいためる。
4 豆板醤《とうばんじゃん》、1の大根を加え、少しいためる。
5 こんにゃくのうま煮とaを加え、ひたひたになる程度の水を加えて、大根がやわらかくなるまで煮る。
6 いったん火を消し、水どきかたくり粉を加えて混ぜ、再び加熱してとろみをつける。

便秘解消に役立つ!

作りおきおかず

1人分(1/4量)
エネルギー 115kcal
食物繊維 3.7g
塩分 0.5g

アレンジ 1

# ラタトゥイユ

**野菜をたっぷり食べられる煮物。**
**季節によってズッキーニや**
**かぼちゃなどを加えてもよいでしょう。**

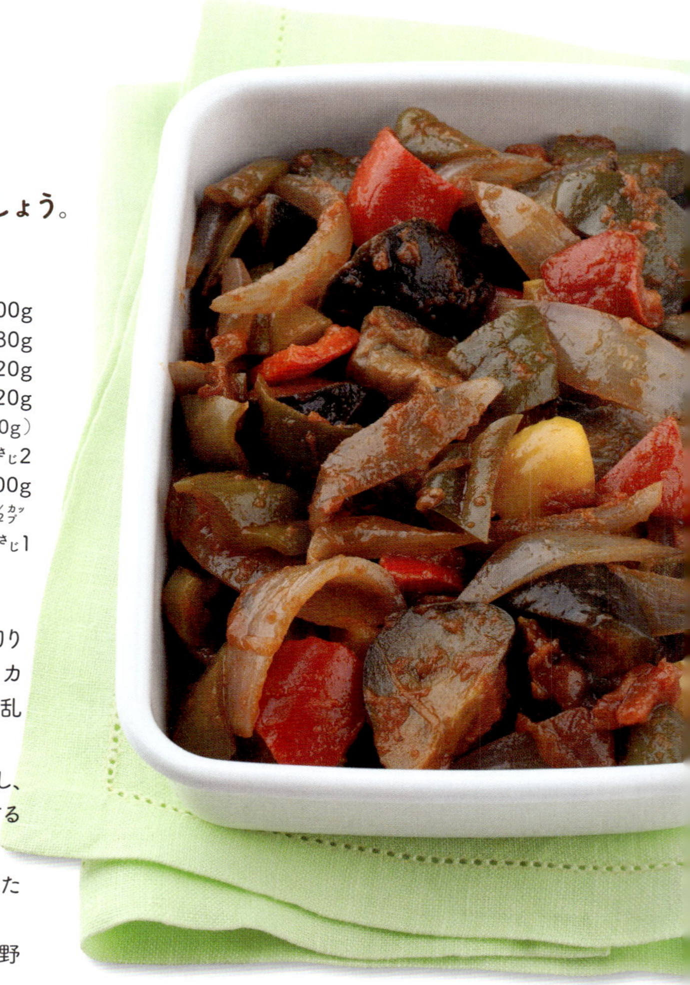

**材料(作りやすい分量)**

- 玉ねぎ……200g
- なす……180g
- ピーマン……120g
- パプリカ(黄・赤)……合わせて120g
- にんにく……2かけ(10g)
- オリーブ油……大さじ2
- トマト水煮缶詰め(カットタイプ)……200g
- 水……1/2カップ
- 顆粒ブイヨン……小さじ1

**作り方**

1 玉ねぎはくし形に切る。なすはへたを切り落として乱切りにする。ピーマンとパプリカはへたと種をとり、なすよりやや小さめの乱切りにする。にんにくはつぶす。

2 なべにオリーブ油とにんにくを入れて熱し、香りが立ったら玉ねぎを加え、しんなりするまでいためる。

3 なす、ピーマン、パプリカも加え、さらにいためる。

4 トマト水煮缶詰め、水、ブイヨンを加え、野菜がやわらかくなるまで煮込む。

アレンジ 2

アレンジ1
エネルギー控えめ

# タラの蒸し焼き ラタトゥイユ添え

1人分
エネルギー 129kcal
食物繊維 1.2g
塩分 1.4g

**材料（1人分）**

| | |
|---|---|
| ラタトゥイユ（70ページ） | 80g |
| 生ダラ | 1切れ（100g） |
| 塩 | ミニスプーン½弱（0.5g） |
| こしょう | 少量 |
| 白ワイン | 大さじ1 |
| しょうゆ | 小さじ½ |

**作り方**

1 生ダラの切り身は水でさっと洗い、塩とこしょうをふる。

2 アルミ箔に1をのせ、白ワインとしょうゆをふって包み、オーブントースターで火が通るまで10分ほど焼く。

3 アルミ箔から出して器に盛り、ラタトゥイユを添える。

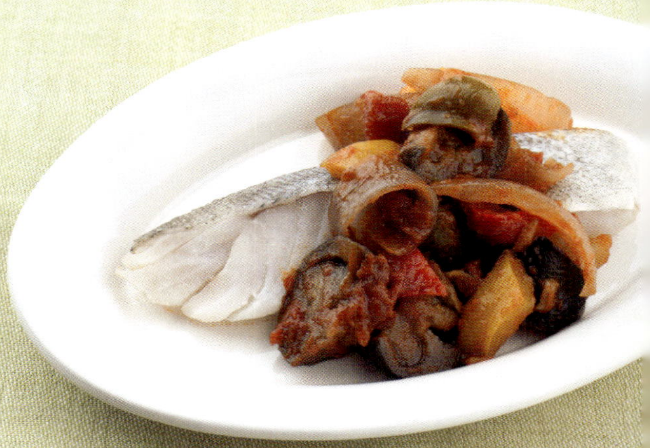

あっさりとしたタラに、
ソース代わりのトマト味のラタトゥイユが好相性。

アレンジ2
エネルギーしっかり

# 里芋とラタトゥイユのグラタン

1人分
エネルギー 178kcal
食物繊維 3.7g
塩分 1.0g

**材料（1人分）**

| | |
|---|---|
| ラタトゥイユ（70ページ） | 80g |
| 里芋 | 2個（120g） |
| 塩 | ミニスプーン½弱（0.5g） |
| こしょう | 少量 |
| とろけるチーズ | 20g |

**作り方**

1 里芋は皮つきのまま、電子レンジで1個につき3分ほど加熱し、皮をむく。

2 ボールに1を入れ、マッシャーなどでつぶし、塩とこしょうで味をととのえる。

3 グラタン皿に2を平らに敷き、ラタトゥイユをのせる。

4 上にチーズをのせ、オーブントースターで焦げ目がつく程度まで焼く。

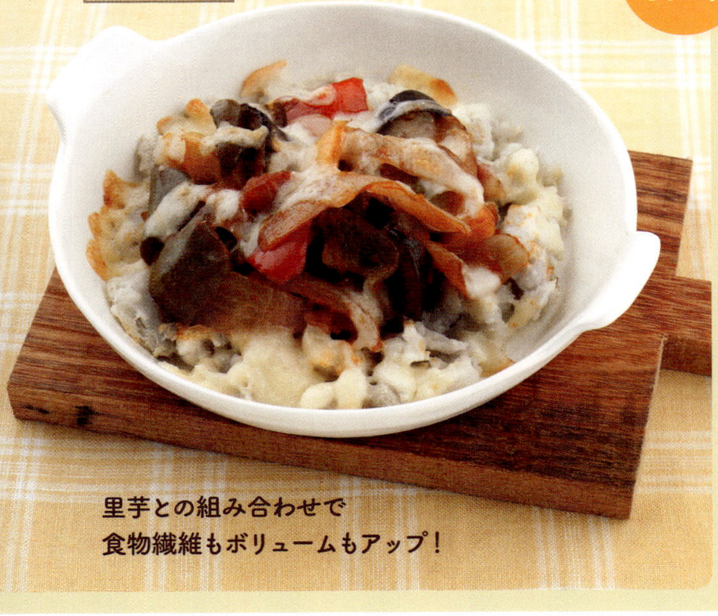

里芋との組み合わせで
食物繊維もボリュームもアップ！

マグネシウム 63mg

1人分(¼量)
エネルギー 46kcal
食物繊維 0g
塩分 1.4g

# アサリの酒蒸し

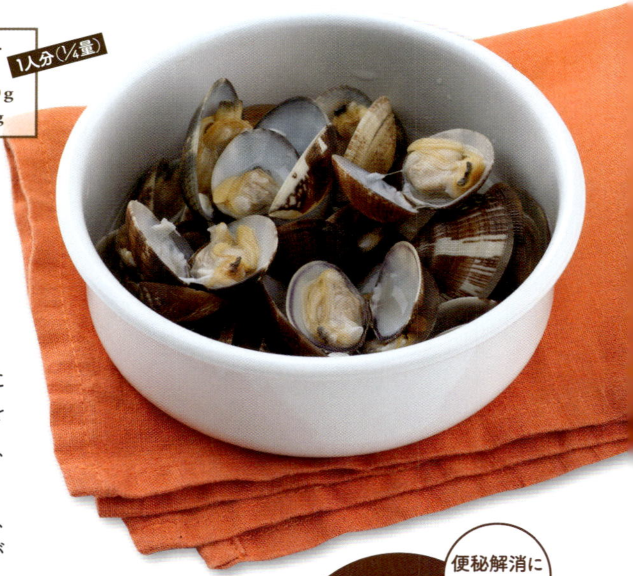

**マグネシウムたっぷりの一品。**
**うま味が強い蒸し汁も余さず使いましょう。**

**材料**(作りやすい分量)

アサリ(殻つき)…………… 500g
酒……………………………… ½カップ

**【保存方法】**

**冷蔵** 完全にさめてから蒸し汁ごと冷蔵。2～3日保存可能。

**冷凍** 殻をはずしてむき身だけにして、蒸し汁ごと冷凍。約2週間保存可能。

**作り方**

1 アサリは塩水(分量外)につけて砂抜きし、殻と殻をこすり合わせてよく洗い、水けをきる。
2 なべにアサリと酒を入れ、ふたをして火にかけ、殻が開くまで蒸し煮にする。

便秘解消に役立っ!
作りおきおかず

アレンジ1

エネルギー控えめ

**アサリのうま味がしみ込んだおからは、**
**ごはんが進むおいしさ!**

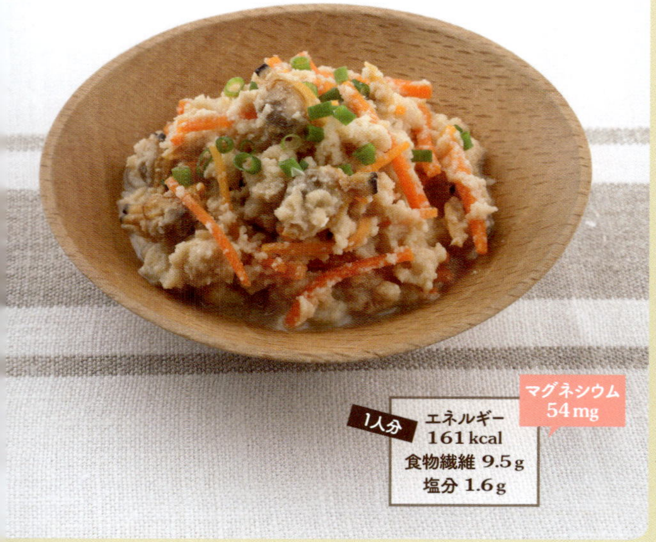

1人分
エネルギー 161kcal
食物繊維 9.5g
塩分 1.6g

マグネシウム 54mg

## アサリ入りおから煮

**材料**(1人分)

**アサリの酒蒸し**(むき身)(72ページ)……… 20g
にんじん…………………………………… 20g
ねぎ………………………………………… 10g
油……………………………… 小さじ1弱(3g)
おから……………………………………… 75g
a 水………………………………………… 130ml
a しょうゆ・みりん……………………… 各大さじ½
a **アサリの酒蒸しの蒸し汁**………………… 大さじ1
小ねぎの小口切り………………………… 少量

**作り方**

1 にんじんは細切り、ねぎは小口切りにする。
2 なべに油を熱してにんじんをいため、しんなりとなったらねぎ、おからも加えて弱火でいためる。
3 アサリとaを加え、混ぜながら、汁が煮詰まって全体がしっとりとなるまで煮る。
4 器に盛り、小ねぎを散らす。

アレンジ 2

パスタに厚揚げという意外な組み合わせ。
マグネシウムも食物繊維も、この一皿でたっぷりとれます。

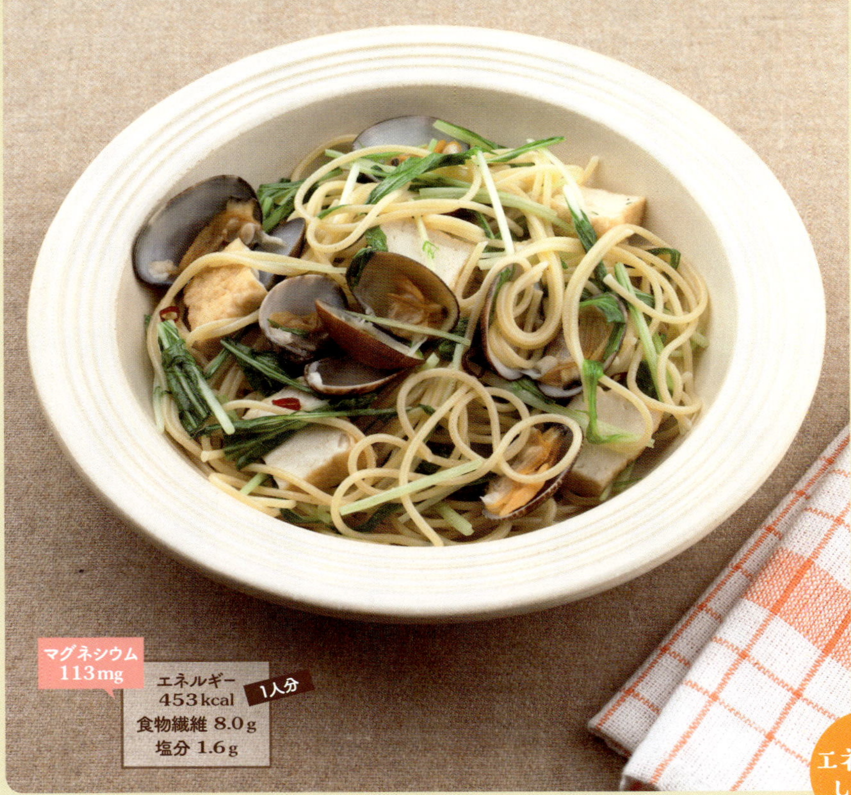

マグネシウム 113mg

1人分
エネルギー 453kcal
食物繊維 8.0g
塩分 1.6g

アレンジ2
エネルギーしっかり

# アサリと厚揚げのペペロンチーノ

**材料（1人分）**

アサリの酒蒸し（殻つき）
（72ページ）……60g
- スパゲティ（乾）……80g
- オリーブ油……小さじ1

厚揚げ……50g
水菜……70g
にんにく……小1かけ（3g）
オリーブ油……小さじ1強（4g）
赤とうがらし……5g

ⓐ
- アサリの酒蒸しの蒸し汁……8g
- 塩……ミニスプーン⅓（0.4g）
- こしょう……少量

**作り方**

1 大きめのなべにたっぷりの湯を沸かして塩（分量外）を加え、スパゲティをゆでて湯をきり、オリーブ油をかける。

2 厚揚げは熱湯をかけて油抜きし、キッチンペーパーなどで水けを除き、一口大に切る。水菜は4cm長さに切り、にんにくは薄切り、赤とうがらしは種を除いて小口切りにする。

3 フライパンにオリーブ油とにんにくを入れて火にかけ、弱火でにんにくが軽く色づくまでいため、赤とうがらしを加えていため合わせる。

4 厚揚げを入れて1～2分いため、アサリの酒蒸し、ⓐ、スパゲティ、水菜を加えて軽くいため合わせ、火を消す。

# 定番主菜にアイデアプラス！

いつもの料理に食物繊維を

食物繊維の豊富な食材を、混ぜ込んだり、つけ合わせにしたり。アイデア満載のレシピで便秘解消！

## きのこ入りハンバーグ

たねにキャベツとしいたけを混ぜ込み、
食物繊維アップ&エネルギーダウン！
おろし大根となめたけのソースが
消化を助けてくれます。

1人分
エネルギー 281 kcal
食物繊維 3.8 g
塩分 1.4 g

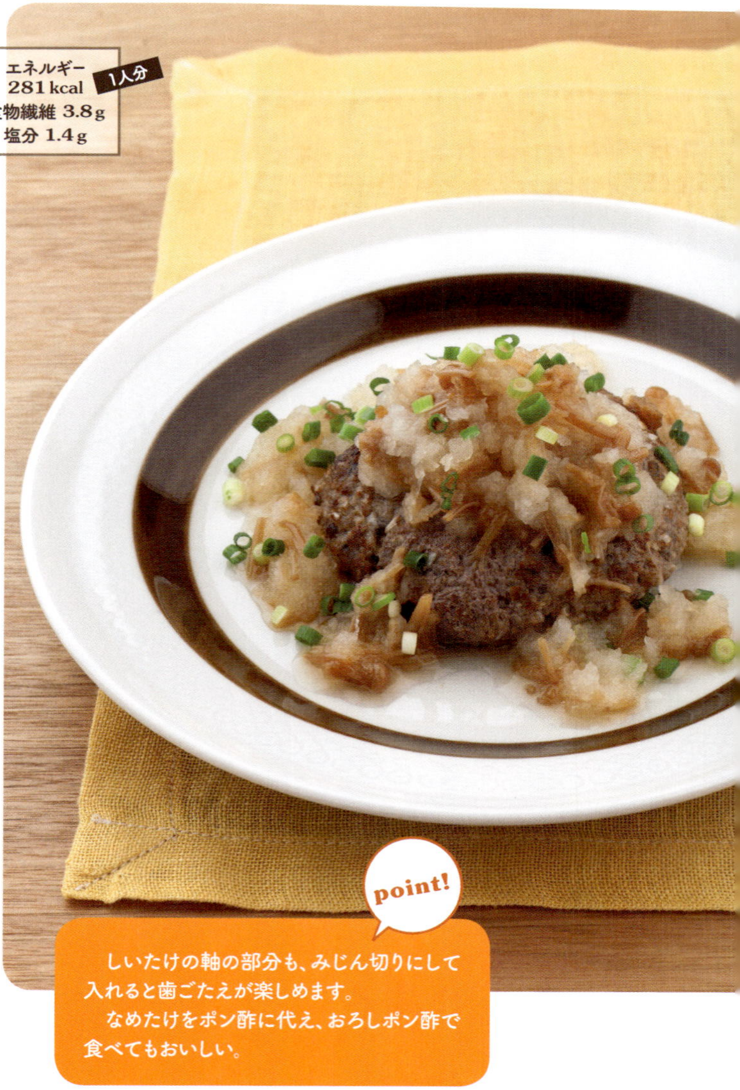

**材料（1人分）**

| | |
|---|---|
| 牛豚ひき肉 | 70g |
| しいたけ | 大1個（20g） |
| キャベツ | 30g |
| パン粉 | 大さじ½ |
| 牛乳 | 大さじ½ |
| 塩・こしょう・ナツメグ | 各少量 |
| 大根 | 100g |
| なめたけ | 20g |
| 油 | 小さじ1 |
| 小ねぎの小口切り | 10g |

**作り方**

1 しいたけ、キャベツをみじん切りにする。パン粉と牛乳を合わせておく。

2 ボールに1とひき肉を入れて混ぜ合わせ、塩、こしょう、ナツメグで味をととのえ、小判型にまとめる。

3 フライパンに油を熱し、2を入れて中火で焼く。焼き色がついたら裏返して火を弱め、ふたをして蒸し焼きにし、中まで火を通す。

4 大根はすりおろしてざるにあげ、軽く水けをきり、なめたけと合わせる。

5 皿に3のハンバーグを盛り、4をのせ、小ねぎを散らす。

**point!**

しいたけの軸の部分も、みじん切りにして入れると歯ごたえが楽しめます。
なめたけをポン酢に代え、おろしポン酢で食べてもおいしい。

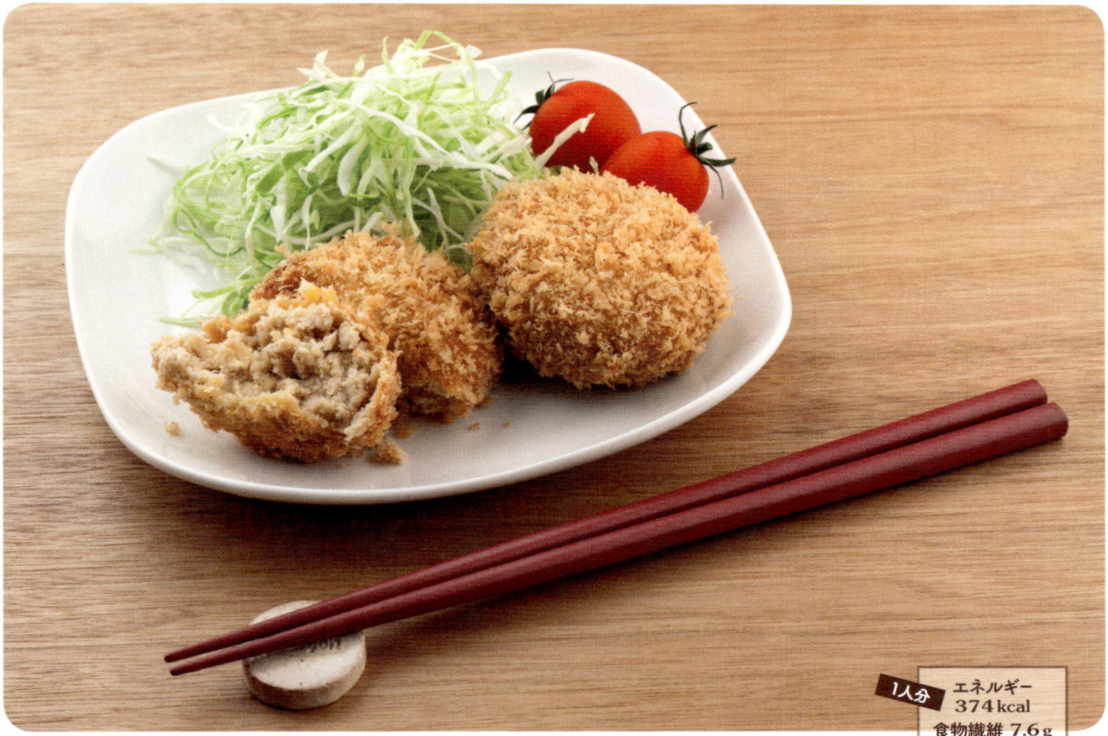

1人分 エネルギー 374kcal 食物繊維 7.6g 塩分 1.5g

# おからコロッケ

じゃが芋の代わりにおからを使うことで、食物繊維が大幅アップ！
下味に焼き肉のたれを利用したしっかり味で、ソース不要。さめてもおいしく食べられます。

**材料（1人分）**

| | |
|---|---|
| おから | 50g |
| 鶏ひき肉 | 50g |
| 玉ねぎ | 20g |
| しょうが | 3g |
| 油 | 小さじ½ |
| 塩 | ミニスプーン½弱（0.5g） |
| こしょう | 少量 |
| 焼き肉のたれ | 大さじ½ |
| 衣 小麦粉 | 大さじ1 |
| 衣 とき卵 | 10g |
| 衣 生パン粉 | 大さじ4 |
| 揚げ油 | 適量 |
| キャベツ | ⅓個（30g） |
| ミニトマト | 2個（20g） |

**作り方**

1 玉ねぎとしょうがはみじん切りにする。
2 フライパンに油を熱し、しょうがと鶏ひき肉を入れていためる。色が変わったら玉ねぎも加えていためる。
3 おからを加えていため合わせ、塩とこしょうで味をととのえる。
4 焼き肉のたれを加えてさらにいため、まとまる程度のかたさになったら火を消してさまし、小判型に成形する。
5 小麦粉、とき卵、パン粉の順に衣をつけ、180℃に熱した揚げ油できつね色になるまで揚げる。
6 器に盛り、キャベツのせん切りとミニトマトを添える。

# アジと野菜のハーブ焼き

定番のアジの塩焼きが、
ハーブ焼きでイタリアンに変身。
じゃが芋や野菜をいっしょに焼いて、
食物繊維もしっかりと。

エネルギー 264kcal
食物繊維 2.4g
塩分 1.2g
1人分

**材料（1人分）**

- アジ（三枚おろしにしたもの）……1尾分（60g）
- 塩……ミニスプーン½弱（0.5g）
- こしょう……少量
- ハーブミックス（乾）……1g

じゃが芋……大½個（80g）
にんじん……20g
ズッキーニ……20g
なす……½本（30g）
ハーブミックス（乾）……1g
塩……ミニスプーン½弱（0.5g）
こしょう……少量
オリーブ油……大さじ1

**作り方**

**1** アジに塩、こしょう、ハーブをすり込む。
**2** じゃが芋以外の野菜は、それぞれ一口大の乱切りにする。じゃが芋は、火が通りやすい厚さに切る。
**3** フライパンにオリーブ油を入れ、**2**をいためる。塩、こしょう、ハーブミックスを加え、じゃが芋がやわらかくなるまでいためる。
**4** 耐熱容器に**3**を入れ、上にアジをのせ、オーブントースターで10分ほど焼く。

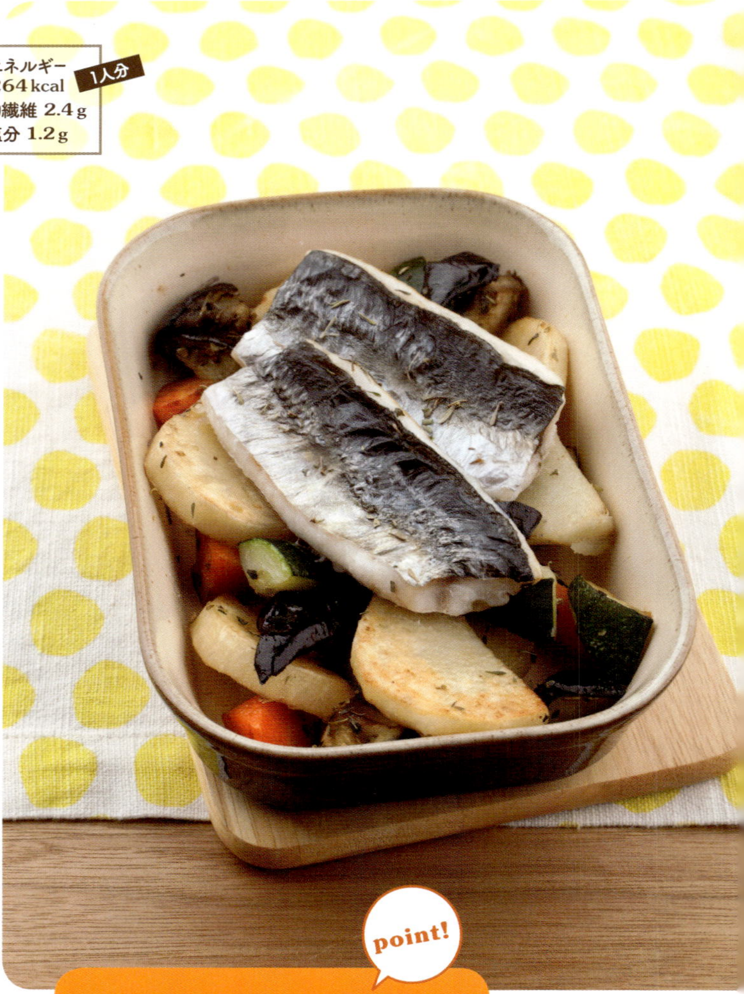

point!

ハーブは、家にある物を利用すればOKです。オレガノ、レモングラス、セージ、クローブ、ローズマリーなどを組み合わせて使うとよいでしょう。

1人分
エネルギー 329kcal
食物繊維 3.1g
塩分 2.0g

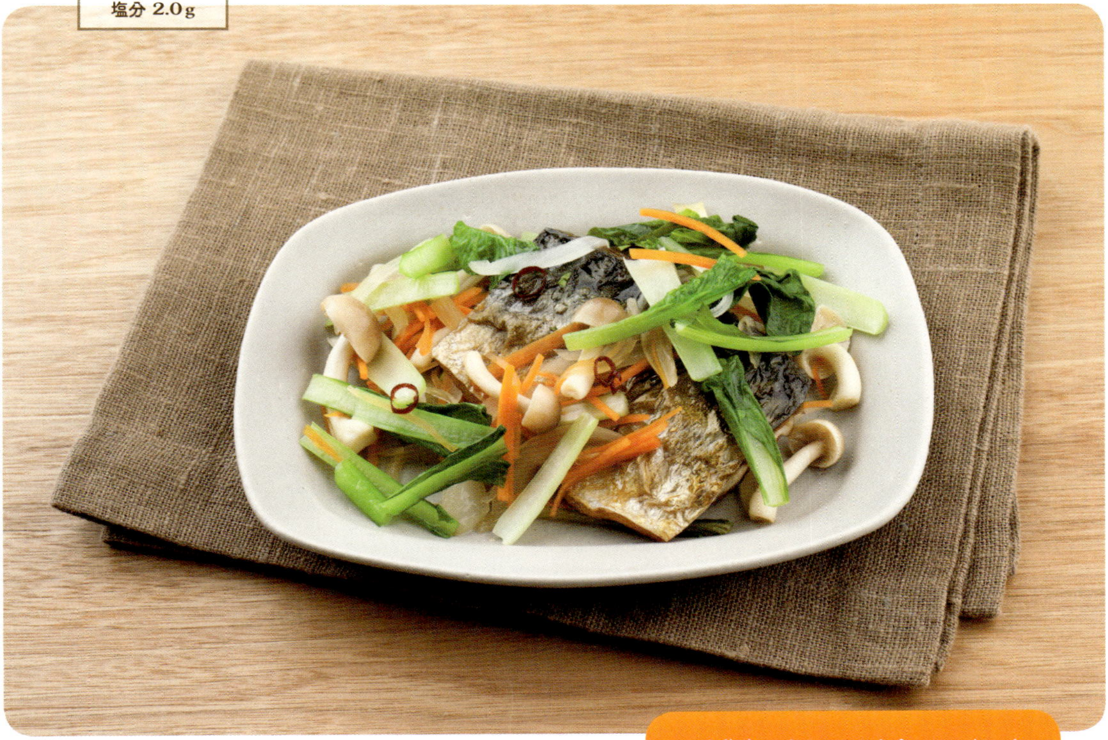

point!
冷蔵庫で冷やしてから食べるのもおすすめです。味がよりしっかりとなじみます。

# サバの南蛮漬け

サバといえばみそ煮や塩焼きが定番ですが、
南蛮漬けにすれば野菜もたっぷり食べられます。

**材料（1人分）**

| | |
|---|---|
| サバ（切り身） | 1切れ（80g） |
| 塩 | ミニスプーン½弱（0.5g） |
| にんじん | 20g |
| 玉ねぎ・しめじ | 各30g |
| 小松菜 | ⅙束（50g） |
| 赤とうがらしの小口切り | 少量 |
| 油 | 小さじ1 |
| ⓐ 酢 | 大さじ1⅔ |
| ⓐ めんつゆ（ストレートタイプ） | 大さじ2 |
| ⓐ 酒・みりん | 各大さじ½ |
| ⓐ 砂糖 | 小さじ1 |

**作り方**

1 サバは塩をふってしばらくおき、水けをふきとる。
2 にんじんはせん切り、玉ねぎは薄切りにして、赤とうがらしとともに耐熱の器に入れる。
3 しめじは小房に分け、小松菜は4cm長さに切る。
4 フライパンに油を熱してサバを両面しっかり焼き、焼き上がったら2の器にとる。
5 あいたフライパンで3をいため、火が通ったら2の器にとる。
6 ⓐの材料を合わせて煮立て、2の器に注ぐ。

# 豚肉のしょうが焼き

定番のしょうが焼きに、
食物繊維豊富なこんにゃくときのこをプラス。
たっぷりのリーフレタスに
包んで食べてもおいしい。

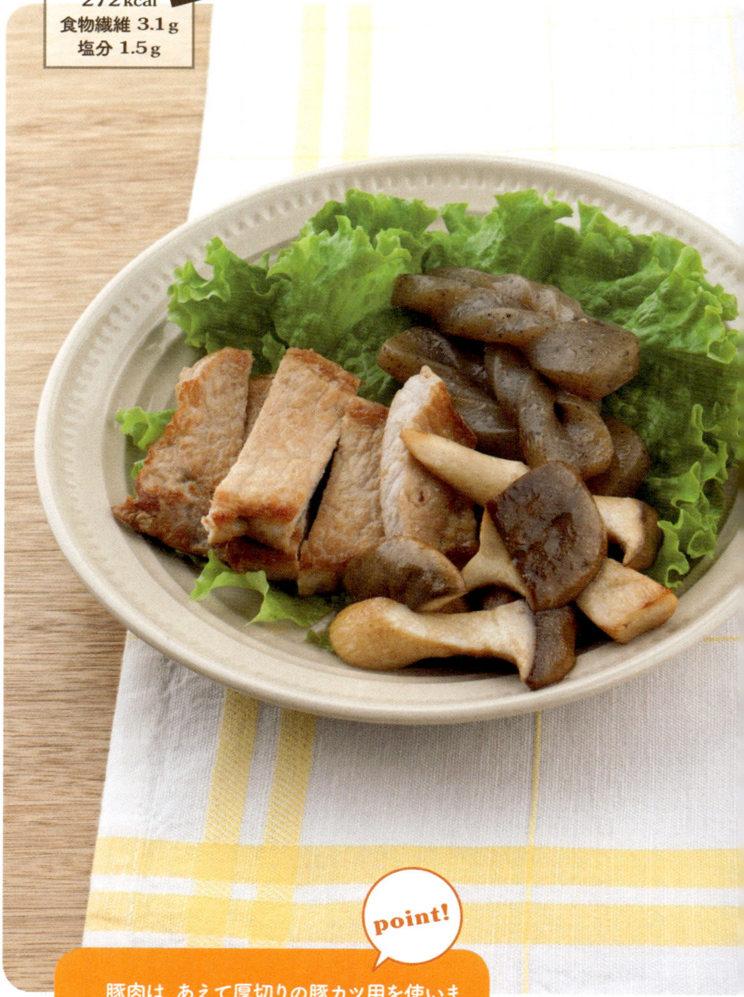

エネルギー 272kcal
食物繊維 3.1g
塩分 1.5g
1人分

**材料（1人分）**

| | |
|---|---|
| 豚ロース肉（豚カツ用） | 1切れ（80g） |
| ⓐ しょうがの搾り汁 | 小さじ1弱（4g） |
| ⓐ しょうゆ | 大さじ½ |
| ⓐ 酒 | 小さじ½弱（2g） |
| こんにゃく | ¼枚（70g） |
| エリンギ | 大½本（30g） |
| 油 | 小さじ1 |
| リーフレタス | 1枚（30g） |

**作り方**

1 豚肉は外側の脂身の部分と赤身の部分に切り込みを入れてたたき、ⓐを合わせたつけ汁につける。

2 こんにゃくは熱湯でゆでこぼしてから8㎜厚さに切り、中央に切り目を入れて片方の端を切れ目にくぐらせ、手綱こんにゃくにする。

3 エリンギは食べやすい大きさに裂き、こんにゃくといっしょにⓐのつけ汁につける。

4 フライパンに油を熱し、豚肉を両面焼く。肉に火が通ったら3を汁ごと加え、汁を煮つめながらからめる。

5 肉を食べやすく切り、リーフレタスを敷いた器に盛る。

**point!**

豚肉は、あえて厚切りの豚カツ用を使います。しょうが焼き用の肉で作ったものよりも、かみごたえがあって満足感が得られます。

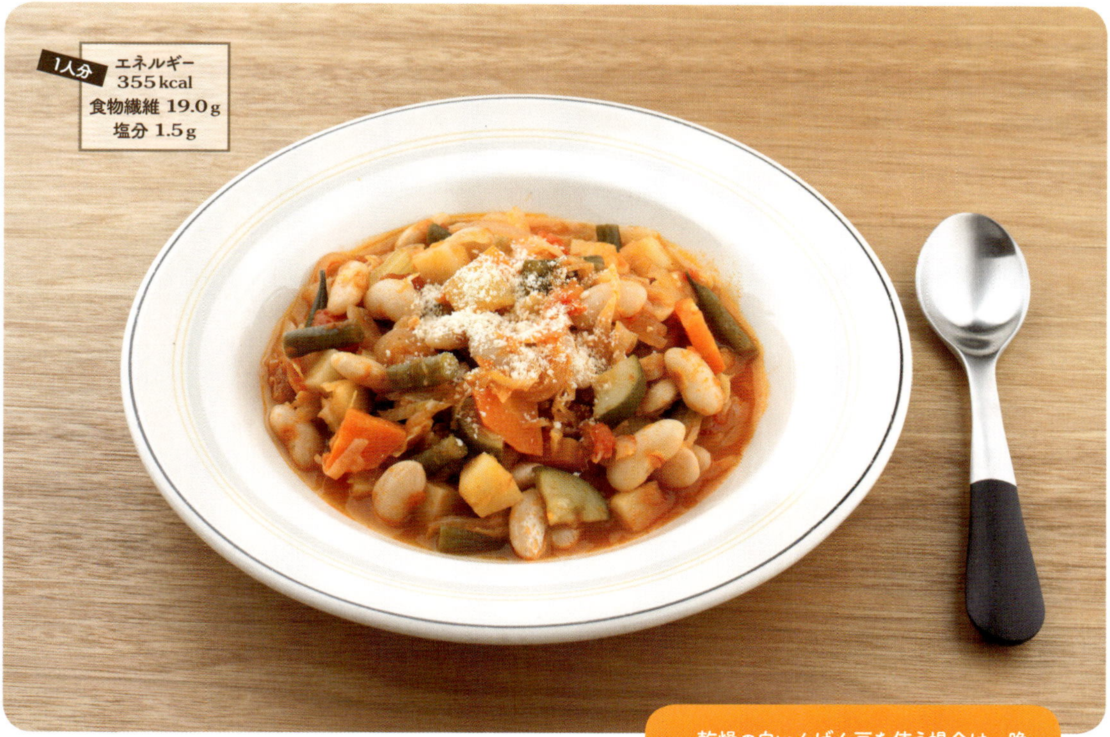
1人分
エネルギー 355kcal
食物繊維 19.0g
塩分 1.5g

乾燥の白いんげん豆を使う場合は一晩水につけておき、1時間ほど煮込みましょう。

point!

# 白いんげん豆のシチュー

ふだんは肉中心のシチューを豆と野菜でヘルシーに仕上げます。
白いんげん豆は、豆類の中でも食物繊維が特に豊富です。

**材料（4人分）**

白いんげん豆（水煮）……400g
玉ねぎ・じゃが芋・キャベツ……各200g
にんにく……4かけ（20g）
さやいんげん・ズッキーニ……各100g
にんじん・セロリ……各80g
ベーコン……20g
オリーブ油……大さじ3
ⓐ トマト水煮缶詰め……1缶（400g）
ⓐ ローズマリー（乾）……少量
ⓐ 水……2カップ
ⓐ 顆粒ブイヨン……小さじ2
塩……小さじ1/3
こしょう……少量
パルメザンチーズ……小さじ2

**作り方**

1 玉ねぎは薄切り、にんにくはみじん切りにする。
2 さやいんげんは塩少量（分量外）を入れた熱湯でゆで、2.5㎝長さに切る。じゃが芋は1㎝の角切りにする。
3 キャベツはせん切り、ズッキーニは1㎝厚さのいちょう切り、にんじんは5㎜厚さのいちょう切り、セロリは筋を除いて薄切りにする。ベーコンは1㎝幅に切る。
4 なべにオリーブ油を熱し、弱めの中火で1を焦がさないようにいためる。弱火にして3を加え、さらにいためる。
5 2と白いんげん豆、ⓐを加え、ときどきアクを除きながら、ふたをして弱火で20分ほど煮る。水分が少なくなったら、水（分量外）を適宜足す。
6 塩とこしょうで味をととのえて器に盛り、チーズをふる。

食物繊維を手軽にプラス！

# さっと作れる小さなおかず

食物繊維をしっかりとるには、野菜や芋、きのこなどを使った副菜を充実させるのがポイント。
いつもの食事に一品プラスしてみましょう。電子レンジを使うなど、手早く作るくふうも紹介します。

## じゃが芋の甘辛いため

煮ると時間がかかるじゃが芋は、
電子レンジ加熱で時間短縮！

エネルギー 139kcal
食物繊維 2.1g
塩分 0.6g
1人分

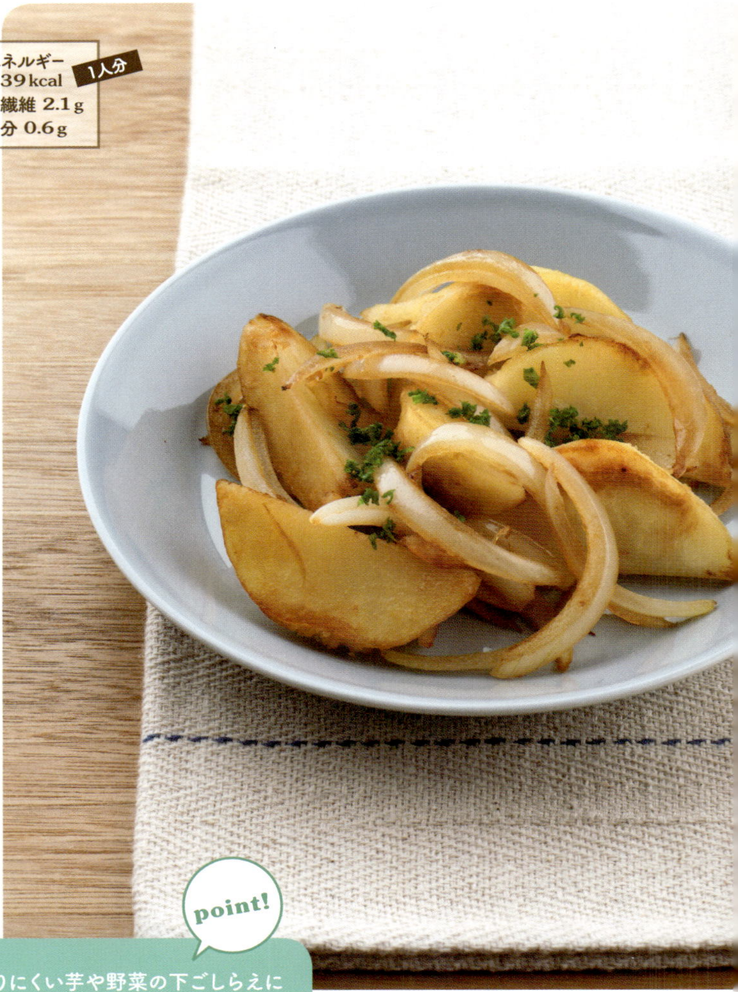

**材料**（1人分）

じゃが芋……1個（100g）
玉ねぎ……½個（50g）
油……小さじ1弱（3g）
ⓐ 酒……小さじ1
ⓐ 砂糖……小さじ⅔
ⓐ しょうゆ……小さじ⅔
ⓐ にんにくのすりおろし……少量
パセリのみじん切り……少量

**作り方**

**1** じゃが芋は皮をむいて6等分に切り、水にさらす。玉ねぎは薄切りにする。
**2** 耐熱容器にじゃが芋を入れ、ふんわりとラップをかけて電子レンジで3分加熱する。
**3** 油を熱したフライパンに玉ねぎを入れていため、しんなりしたら**2**のじゃが芋を加える。
**4** ⓐの調味料を加えて、弱火でからめるようにいためる。
**5** 器に盛り、パセリのみじん切りをふる。

point!

火が通りにくい芋や野菜の下ごしらえには、電子レンジが便利。じゃが芋は竹串がすんなり通るくらいまで加熱しましょう。

# 白菜の和風サラダ

焼きのりはマグネシウムの多い食材。
白菜をキャベツに代えてもおいしい。

1人分
エネルギー 57kcal
食物繊維 2.8g
塩分 1.2g

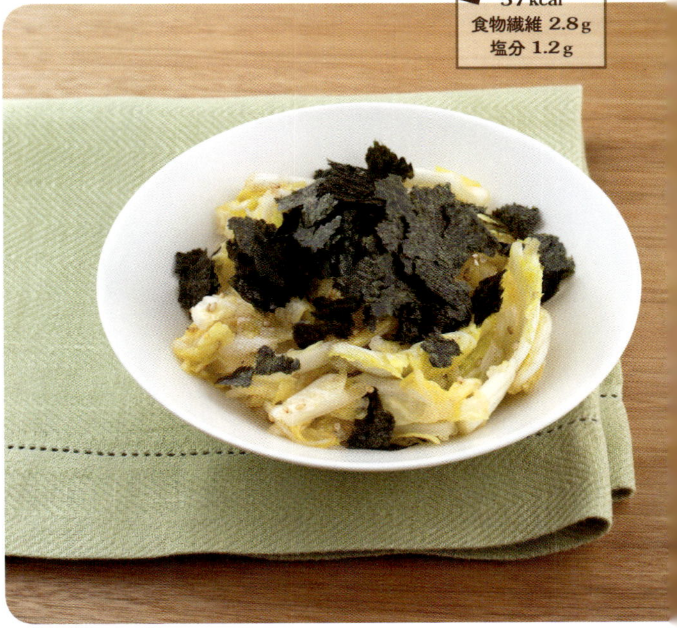

**材料(1人分)**

- 白菜……100g
- 塩……ミニスプーン1弱(1g)
- 焼きのり……1枚(3g)
- a
  - ごま油……小さじ1/2
  - しょうゆ……ミニスプーン1(1.2g)
  - いり白ごま……小さじ1

**作り方**

1 白菜を手で一口大にちぎり、ボールに入れる。塩をふり、手で軽くもむ。
2 aの調味料を加えて混ぜ合わせる。
3 器に盛り、焼きのりをちぎってかける。

# もやしと貝割れ菜のナムル

もやしは食物繊維の多い野菜の一つ。
ラー油は好みで量を加減しましょう。

1人分
エネルギー 53kcal
食物繊維 1.5g
塩分 1.1g

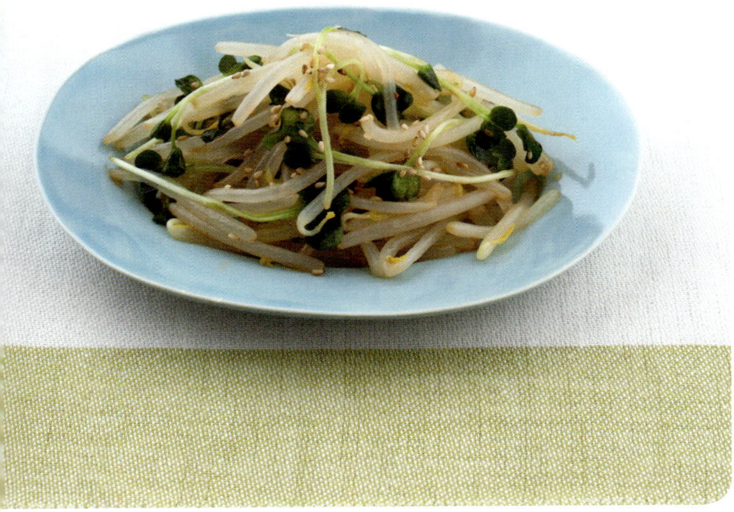

**材料(1人分)**

- もやし……80g
- 貝割れ菜……10g
- a
  - ごま油……小さじ1/2
  - 顆粒中華だし……小さじ1/2
  - ラー油……少量
  - しょうゆ……小さじ1/6
  - いり白ごま……小さじ1/3

**作り方**

1 もやしは水洗いし、水けをきって耐熱容器に入れ、電子レンジで1分30秒加熱して、さます。
2 貝割れ菜は根元を手でちぎってとり除く。
3 aの材料をよく混ぜ、水けをきった1と2を混ぜ合わせる。

## ブロッコリーのシラスあえ

ゆで野菜をたっぷり食べられるあえ物。
あえ衣は焼きのりや削りガツオに代えてもOK！

1人分
エネルギー 34kcal
食物繊維 2.2g
塩分 0.7g

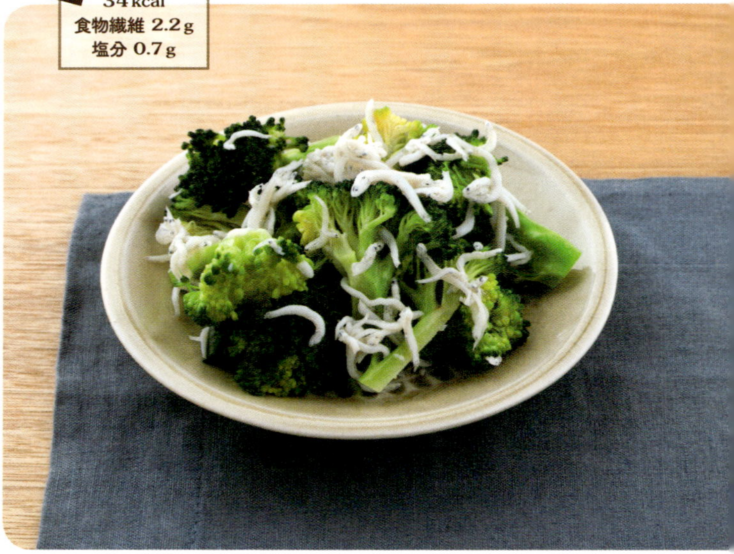

**材料（1人分）**

ブロッコリー……3～4房（50g）
シラス干し……大さじ2弱（10g）
ⓐ しょうゆ・みりん……各小さじ1/3
　 だし……小さじ1

**作り方**

1 ブロッコリーは小房に分けてゆで、水けをきってボールに入れる。
2 ⓐとシラス干しを加えてあえる。

## ヨーグルトサラダ

ヨーグルトをドレッシング代わりに。
野菜の水けはしっかりときりましょう。

1人分
エネルギー 118kcal
食物繊維 1.4g
塩分 0.1g

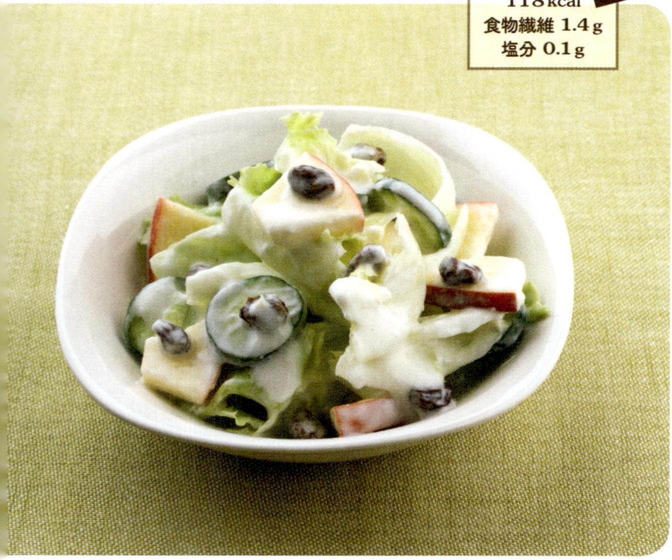

**材料（1人分）**

レタス・きゅうり・りんご……各30g
レモン汁……少量
レーズン……5g
ⓐ プレーンヨーグルト……100g
　 オリゴ糖シロップ……小さじ1（7g）

**作り方**

1 レタスは一口大にちぎる。きゅうりは5㎜幅の輪切りにする。りんごは皮つきのままいちょう切りにしてレモン汁をふる。
2 レーズンはさっとゆでて水けをきる。
3 ⓐを混ぜ合わせて、1と2をあえる。

# れんこんとしいたけのひたすら煮

食物繊維の多い組み合わせ。
お弁当のおかずにもおすすめです。

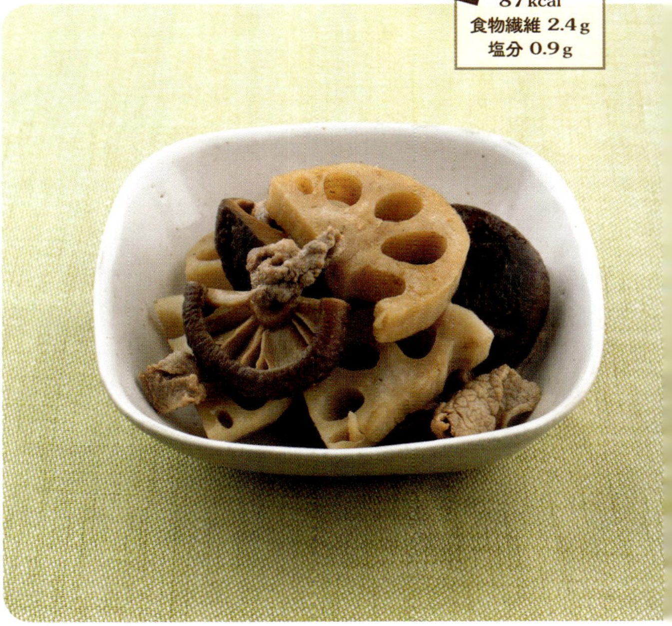

1人分
エネルギー 87kcal
食物繊維 2.4g
塩分 0.9g

**材料（1人分）**

れんこん……60g
豚もも薄切り肉（脂身なし）……20g
干ししいたけ……2枚（3g）
ⓐ だし……2/5カップ
ⓐ しょうゆ……小さじ1弱（5g）
ⓐ 酒……大さじ1/2

**作り方**

**1** れんこんは皮をむいて1cm厚さの半月切りにする。干ししいたけはもどし、軸を除いて2つに切る。豚肉は食べやすい大きさに切る。

**2** なべにⓐを入れて火にかけ、煮立ったら**1**を加え、ひと混ぜして平らにならし、ふたをして中火で煮る。

**3** 煮立ったら弱火にし、やわらかくなるまでひたすら煮る。途中で煮汁が足りなくなったらだしを足す。

# きのこのレンジ蒸し

レンジ加熱できのこを手軽にたっぷりと。
きのこは好みのものを組み合わせて。

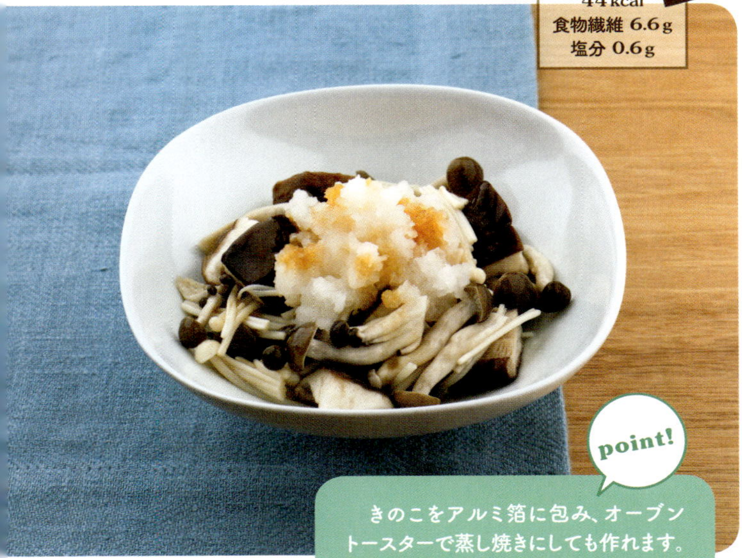

1人分
エネルギー 44kcal
食物繊維 6.6g
塩分 0.6g

point!
きのこをアルミ箔に包み、オーブントースターで蒸し焼きにしても作れます。

**材料（1人分）**

しめじ・えのきたけ・しいたけ……各50g
大根……50g
しょうゆ……小さじ2/3
かぼす（レモン、ゆずでもよい）……10g

**作り方**

**1** しめじは石づきを除いてほぐす。えのきは根元を除いて長さを半分に切ってほぐす。しいたけは石づきを除いて四つ割りにする。

**2** **1**のきのこを耐熱容器に入れてラップをかけ、電子レンジで2分30秒加熱する。ざるにあげて水けをきる。

**3** 器に盛ってすりおろした大根をのせ、しょうゆをかけて、かぼすを搾る。

混ぜて炊くだけでOK!

# ごはんで食物繊維アップ

**主食のごはんにひとくふうすれば、食物繊維の摂取量を大幅に増やすことが可能です。いつもの精白米にもち麦などを加えて炊いたり、胚芽精米に代えたりするほか、食物繊維の多いきのこや青菜を加えた混ぜごはんのバリエーションも楽しみましょう。**

## もち麦

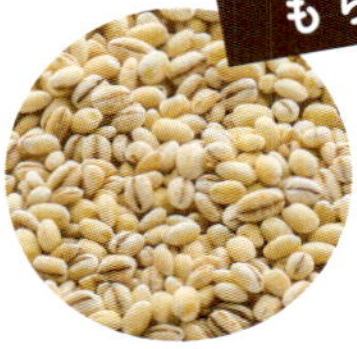

米にうるち米ともち米があるように、大麦にも、うるち麦ともち麦があります。押し麦の原料はうるち麦ですが、もち麦のほうは、名前のとおりモチモチした食感が特徴。食物繊維の量は穀類の中でもトップクラス!

## 押し麦

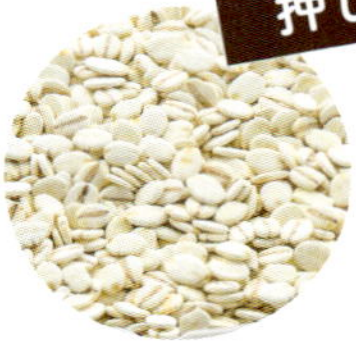

大麦を精白して、押しつぶしたもの。大麦には、白米の20倍近い食物繊維が含まれます。少量を白米といっしょに炊けば、食べにくさもありません。精白の割合が低い七分づき押し麦は、さらに食物繊維が多めです。

## 胚芽精米

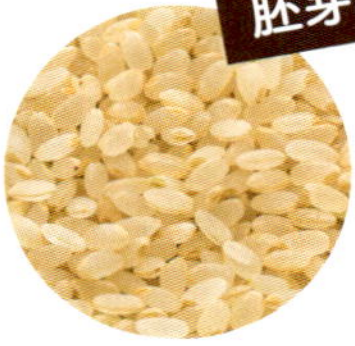

胚芽と呼ばれる、やがて芽になる部分を残して精米した米。食物繊維やビタミン、ミネラルの含有量は、玄米よりは少ないものの精白米よりははるかに多く、玄米よりも食べやすくて消化がよいという利点もあります。

## 発芽玄米

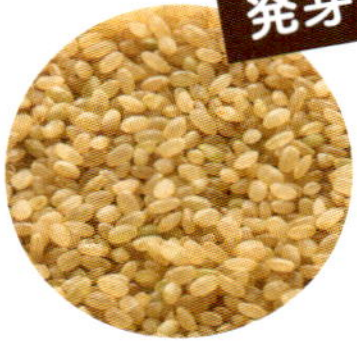

玄米をわずかに発芽させたもので、食物繊維は玄米よりも多く、ビタミンやミネラルも豊富。玄米ほどかたくなく、食べやすいのも特徴です。甘味、うま味が豊かなので、よくかんで食べると味わいが増します。

### 茶わん1杯(150g)の食物繊維量を比べると…

もち麦、押し麦などは、精白米と混ぜて炊きやすいように少量ずつパッケージされた商品も市販されています。精白米との割合は、好みで増やしてもよいでしょう。

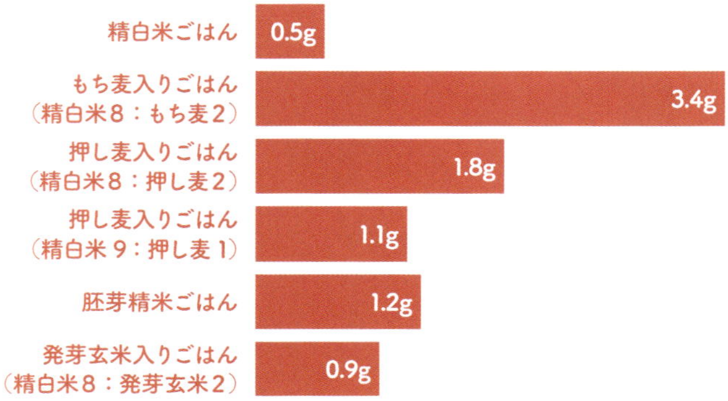

精白米ごはん
0.5g
もち麦入りごはん(精白米8:もち麦2)
3.4g
押し麦入りごはん(精白米8:押し麦2)
1.8g
押し麦入りごはん(精白米9:押し麦1)
1.1g
胚芽精米ごはん
1.2g
発芽玄米入りごはん(精白米8:発芽玄米2)
0.9g

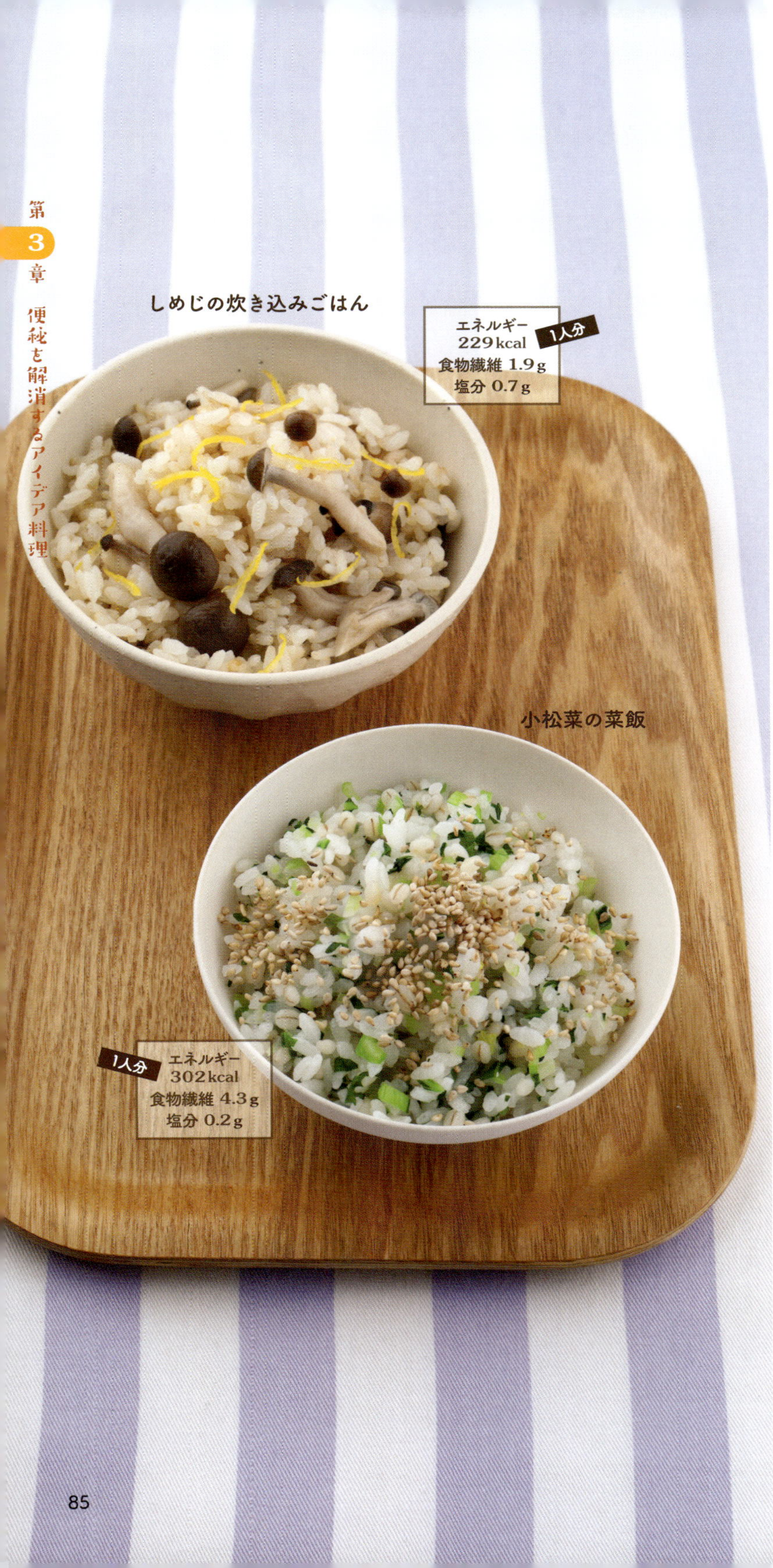

しめじの炊き込みごはん

1人分
エネルギー 229kcal
食物繊維 1.9g
塩分 0.7g

小松菜の菜飯

1人分
エネルギー 302kcal
食物繊維 4.3g
塩分 0.2g

# しめじの炊き込みごはん

**調味料と具材を炊飯器に入れて いっしょに炊くだけでも OK！**

材料（1人分）

胚芽精米……60g
しめじ……1/3パック（30g）
ⓐ だし……大さじ1
ⓐ 酒……小さじ1
ⓐ うす口しょうゆ……小さじ1弱（5g）
ゆずの皮のせん切り……少量

作り方

**1** 米はといで1時間以上浸水させ、ざるにあげて水けをきる。

**2** しめじは食べやすくほぐし、ⓐを加えて煮る。さめたら、しめじと煮汁を分ける。

**3** **1**に**2**の煮汁を加え、通常の水加減にして炊く。

**4** 炊き上がったら**2**のしめじを加えて混ぜ、器に盛ってゆずの皮を散らす。

# 小松菜の菜飯

**ほうれん草、春菊、せりなどでも 違った風味が楽しめます。**

材料（1人分）

もち麦入りごはん（温かいもの）……150g
小松菜……小1株（30g）
塩……少量
いり白ごま……小さじ1

作り方

**1** 小松菜はゆでて水にとり、水けを絞る。細かく刻み、塩をふってなじませ、軽く絞る。

**2** ごはんに**1**を混ぜ、ごまをふる。

具だくさんで
栄養満点！

# 汁物で食物繊維アップ

具をたっぷり入れた汁物は食べごたえがあり、食卓の主役にもなる存在感。
定番のみそ汁からスパイシーなスープまで、さまざまな味のバリエーションを楽しみましょう。

## 具だくさん根菜みそ汁

根菜、芋、きのこ、こんにゃくと、おなかの調子をととのえる食材がたっぷり入ったみそ汁です。

1人分
エネルギー 89kcal
食物繊維 4.7g
塩分 1.7g

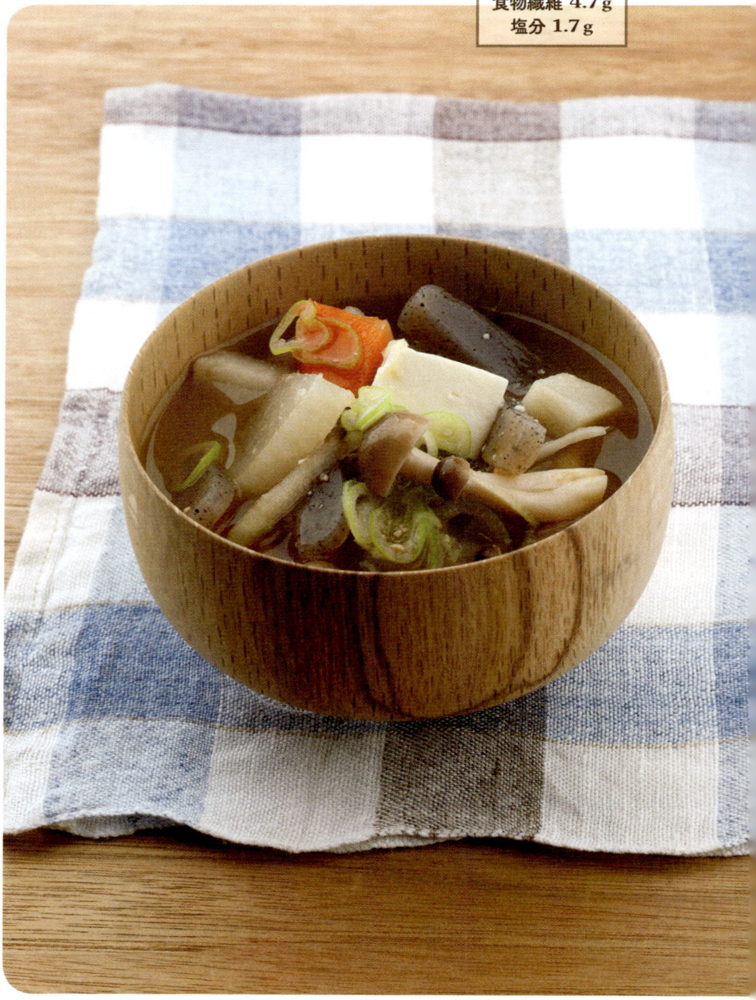

**材料**（1人分）

大根・里芋……各30g
にんじん……20g
ごぼう……10g
こんにゃく……25g
しめじ……1/3パック（30g）
絹ごし豆腐……30g
ねぎ……10g
だし……3/4カップ
みそ……小さじ2

**作り方**

1 大根、里芋、にんじんはいちょう切りにする。ごぼうは笹がきにして水にさらす。
2 こんにゃくは短冊切りにして湯通しする。
3 しめじは石づきを除いて小房に分ける。豆腐は2cmの角切りにする。ねぎは小口切りにする。
4 なべにだし、1、2を入れて煮る。野菜がやわらかくなったらしめじを加え、ひと煮立ちさせる。
5 豆腐とみそを加え、ねぎを散らして火を消す。

1人分
エネルギー 85kcal
食物繊維 2.6g
塩分 2.0g

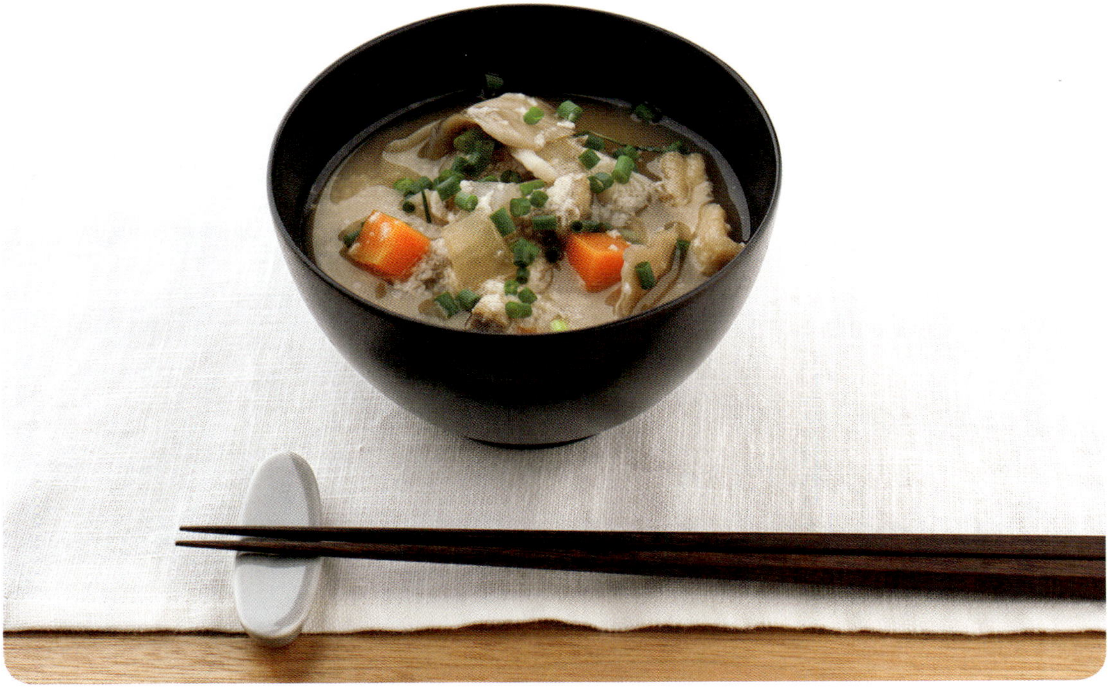

# 五目とろろ汁

**とろろのつるりとしたのど越しがポイント。長芋を入れてからは煮立てないように気をつけて。野菜は好みのものや、あり合わせのものでかまいません。**

**材料（1人分）**

長芋……50g
まいたけ……1/3パック（30g）
にんじん……20g
玉ねぎ……20g
油揚げ……1/4枚（5g）
ⓐ しょうゆ……小さじ1
ⓐ みりん……小さじ2/3
ⓐ 塩……ミニスプーン1
ⓐ だし……180mℓ
小ねぎの小口切り……5g

**作り方**

1 まいたけは長さを半分に切り、にんじん、玉ねぎは角切りにする。
2 油揚げは湯に通して油抜きし、短冊に切る。
3 1、2、ⓐをなべに入れ、火にかけて煮る。
4 長芋は皮をむいてすりおろし、3の煮汁を少し加えてのばす。
5 3の具材に火が通ったら4を加え、とろみが均一になるように混ぜて、火を消す。
6 器に盛り、小ねぎを散らす。

具だくさんで栄養満点！

## 汁物で食物繊維アップ

# たっぷり野菜のスープ

煮込んだ野菜の食物繊維とオリーブ油で、便秘解消効果抜群！
にんにくととうがらしの風味で体が温まるスープです。多めに作って翌日の朝食にも。

**材料（1人分）**

キャベツ・トマト……各50g
にんじん・玉ねぎ・セロリ……各20g
ベーコン……10g
にんにく・赤とうがらし……各少量
バゲット……10g
オリーブ油……小さじ2/3
水……1カップ
塩……ミニスプーン1弱（1g）
エクストラバージンオリーブ油……小さじ1

**作り方**

**1** トマトは1cm角に刻む。キャベツ、にんじん、玉ねぎ、セロリは粗いみじん切りにする。ベーコンは1cm幅に切る。

**2** にんにくは包丁の腹で押してつぶし、とうがらしは種を除いてちぎる。バゲットは1cm角に切る。

**3** なべにオリーブ油とにんにくを入れて火にかけ、きつね色になるまでじっくりいためる。にんじん、玉ねぎ、セロリを入れて7〜8分いためる。

**4** 全体がしんなりとなって、水けがほとんどなくなり、香ばしい香りがしてきたら、ベーコン、とうがらしを加えてさっといためる。

**5** トマト、キャベツ、バゲット、水を加えて混ぜる。煮立ったら弱火にし、ときどきアクを除き、水分が少なくなったら水（分量外）を足しながら、40分ほど煮る。味をみながら塩で調味する。

**6** 器に盛り、仕上げにエクストラバージンオリーブ油をまわしかける。

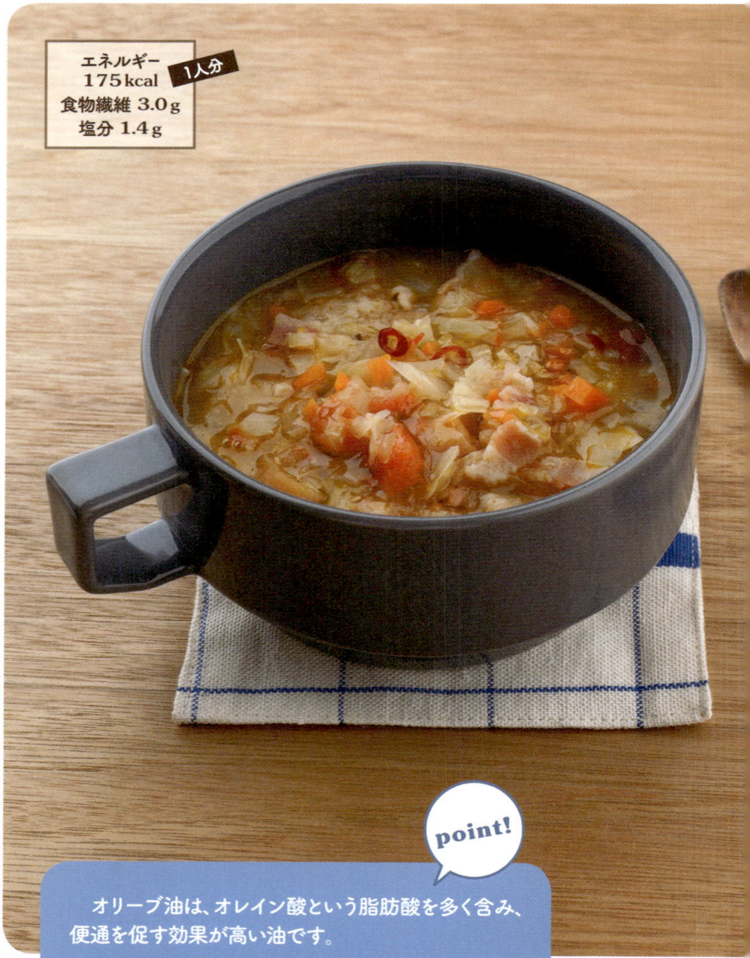

エネルギー 175kcal
食物繊維 3.0g
塩分 1.4g
1人分

**point!**

オリーブ油は、オレイン酸という脂肪酸を多く含み、便通を促す効果が高い油です。

エクストラバージンオリーブ油は、精製処理をせず搾ったままの高品質なオリーブ油で風味が豊か。加熱せずに生で使うと香りが楽しめます。

# 切りこんぶと水菜のスープ

切りこんぶは生のものを使ってもOK！
こんぶのうま味がきいたお手軽スープ。

1人分
エネルギー 52kcal
食物繊維 5.0g
塩分 1.7g

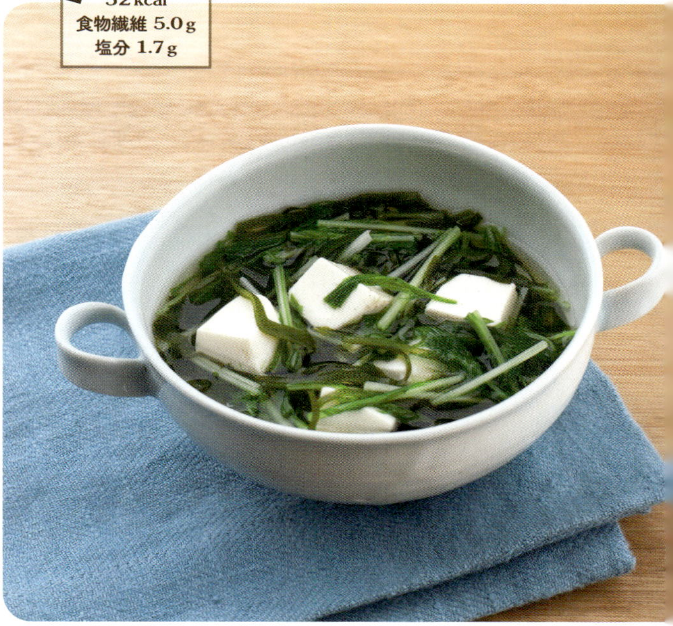

**材料（1人分）**

切りこんぶ……………………もどして30g
水菜……………………小1株（30g）
絹ごし豆腐……………………1/6個（50g）
水……………………3/4カップ
顆粒中華だし……………………小さじ1/2
しょうゆ……………………小さじ1/3
塩・こしょう……………………各少量

**作り方**

1 切りこんぶ、水菜、豆腐を一口大に切る。
2 なべに湯を沸かし、顆粒中華だし、しょうゆで調味する。
3 1を加え、さっと煮て、塩とこしょうで味をととのえる。

# コーンクリームスープ

食物繊維が豊富なコーンクリーム缶に
牛乳と調味料を加えて温めるだけ！

1人分
エネルギー 186kcal
食物繊維 1.8g
塩分 1.3g

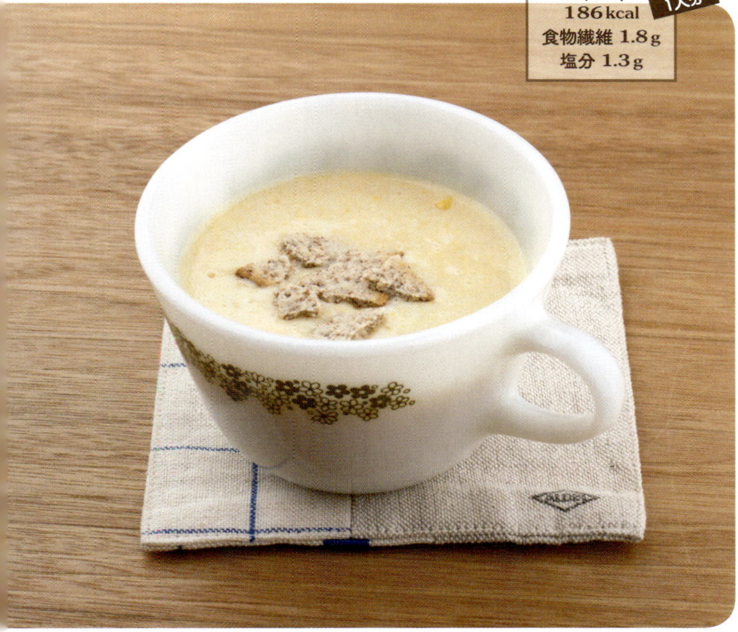

**材料（1人分）**

ⓐ
- コーンクリーム缶詰め……………………100g
- 牛乳……………………1/2カップ
- 顆粒ブイヨン……………………小さじ1/4
- バター……………………小さじ1
- こしょう……………………少量

グラハムクラッカー……………………1枚（3g）

**作り方**

1 なべにⓐをすべて入れて、温める。
2 器に盛り、クラッカーを砕いて散らす。

具だくさんで栄養満点！

## 汁物で食物繊維アップ

# 白菜と玉ねぎのカレー風味スープ

**カレーの風味が食欲をアップ！**
**野菜をたっぷり食べられます。**
**野菜やきのこは、好みのものに**
**代えて作ってもOKです。**

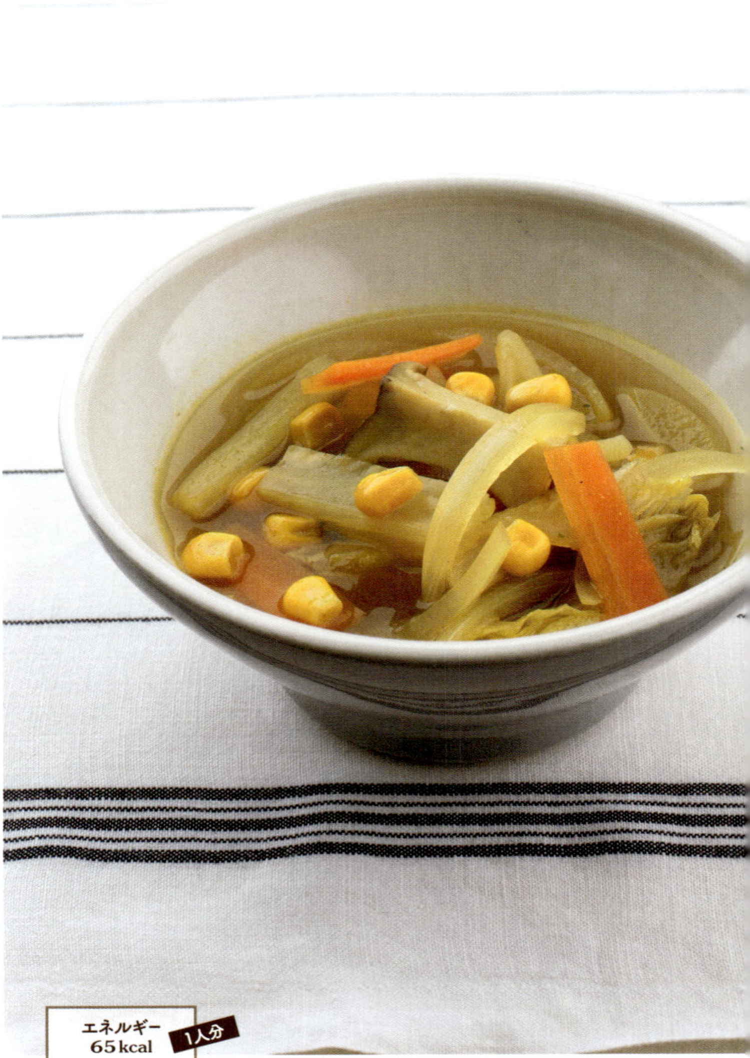

**材料（1人分）**

白菜……⅓枚（40g）
玉ねぎ……⅙個（30g）
にんじん……10g
エリンギ……小1本（30g）
にんにく……½かけ（3g）
オリーブ油……小さじ½
カレー粉……小さじ¼（0.5g）
ホールコーン（冷凍）……10g
水……¾カップ
顆粒ブイヨン……小さじ½

**作り方**

**1** 白菜とにんじんは短冊切り、玉ねぎは8㎜幅の薄切りにする。エリンギは縦半分に切ってから4等分に切る。

**2** にんにくはみじん切りにする。

**3** なべにオリーブ油とにんにくを入れて火にかけ、香りが出たら**1**を加えていためる。

**4** 野菜がしんなりしたらカレー粉とコーンを加えていため、水と顆粒ブイヨンを加えてひと煮する。

1人分
エネルギー 65kcal
食物繊維 2.9g
塩分 0.9g

1人分
エネルギー 232kcal
食物繊維 5.1g
塩分 1.6g

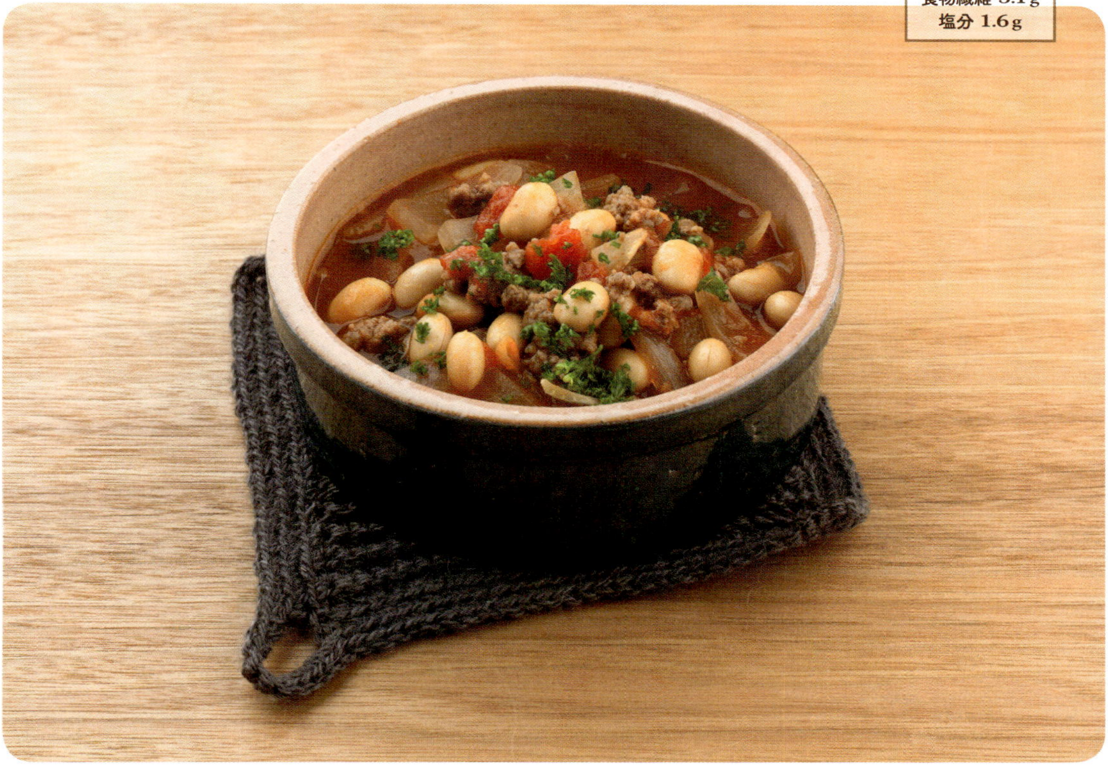

# 大豆入りチリコンカーン風スープ

**食物繊維たっぷりの大豆が入ったスパイシーなスープ。**
**チリペッパーは少しずつ足して、好みの辛さに調整しましょう。**

**材料（1人分）**

| | |
|---|---|
| 牛豚ひき肉 | 40g |
| 玉ねぎ | ½個（80g） |
| オリーブ油 | 小さじ½ |
| トマト水煮缶詰め | 80g |
| 大豆（水煮） | 40g |
| 水 | ¼カップ |
| 顆粒ブイヨン | 小さじ½ |
| 塩・こしょう・チリペッパー | 各少量 |
| パセリのみじん切り | 少量 |

**作り方**

**1** 玉ねぎは、くし形に切って長さを半分にする。
**2** なべにオリーブ油を引き、ひき肉と玉ねぎを入れていためる。
**3** トマト缶、大豆、水、ブイヨンを入れてしばらく煮込む。
**4** 塩、こしょう、チリペッパーで味をととのえる。
**5** 器に盛り、パセリを散らす。

便秘解消に
役立つ栄養素

# マグネシウムが豊富な料理

**マグネシウムは、薬にも使われるほど便秘解消に効果のある成分（22ページ）。**
**ふだんの食事では不足しがちなので、意識的に摂取するとよいでしょう。**

## あおさなべ

あおさはみそ汁の具などにも
手軽に活用できて便利。
豆腐や油揚げといった大豆製品も
マグネシウムを多く含んでいます。

**材料（1人分）**

生ダラ（切り身）……………………1切れ（80g）
白菜……………………………………½枚（70g）
ねぎ……………………………………30g
しいたけ………………………………大1個（20g）
もめん豆腐……………………………⅓丁（100g）
油揚げ…………………………………½枚（10g）
しょうが………………………………3g
水………………………………………1カップ
顆粒鶏がらだし………………………小さじ1
あおさ…………………………………2g
小ねぎの小口切り……………………10g
ポン酢しょうゆ………………………大さじ½

**作り方**

**1** 生ダラは食べやすい大きさに切る。
**2** 白菜はざく切り、ねぎは斜め薄切りにする。しいたけは半分にそぎ切りし、豆腐は⅓丁を4等分にする。油揚げはさっと湯通しして短冊に切る。しょうがは薄切りにする。
**3** なべに水と鶏がらだしを入れて火にかけ、煮立ったら**2**の具材とタラを入れる。火が通ったらあおさを加える。
**4** 小ねぎを散らし、ポン酢をつけて食べる。

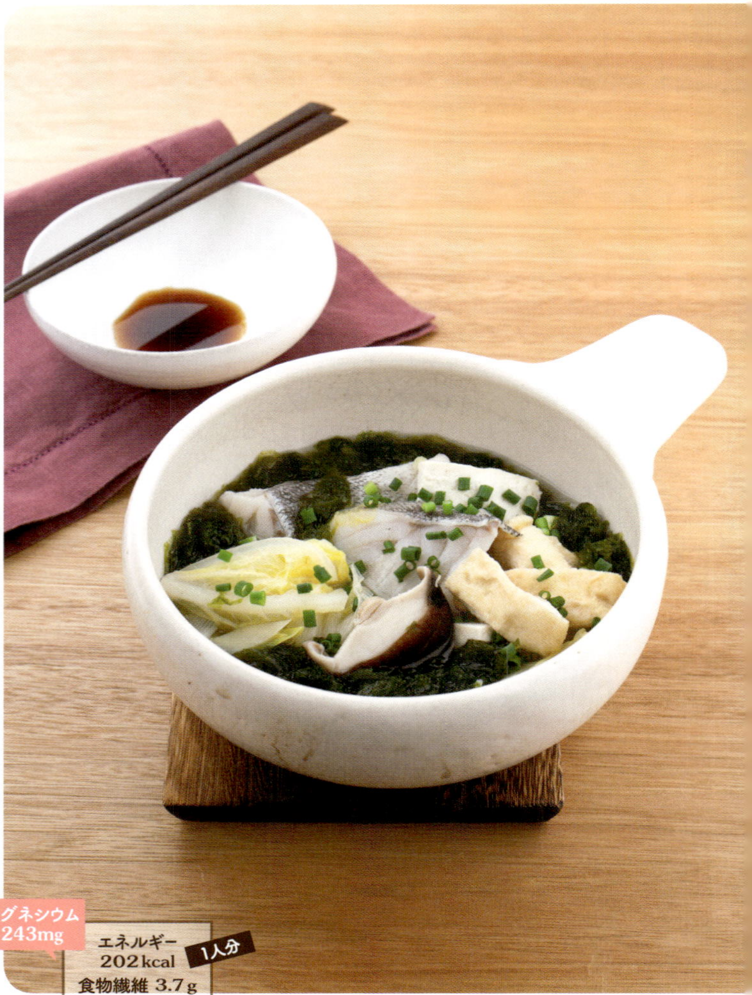

マグネシウム
243mg

1人分
エネルギー
202kcal
食物繊維 3.7g
塩分 3.0g

1人分
エネルギー 141 kcal
食物繊維 3.9 g
塩分 0.1 g
マグネシウム 91mg

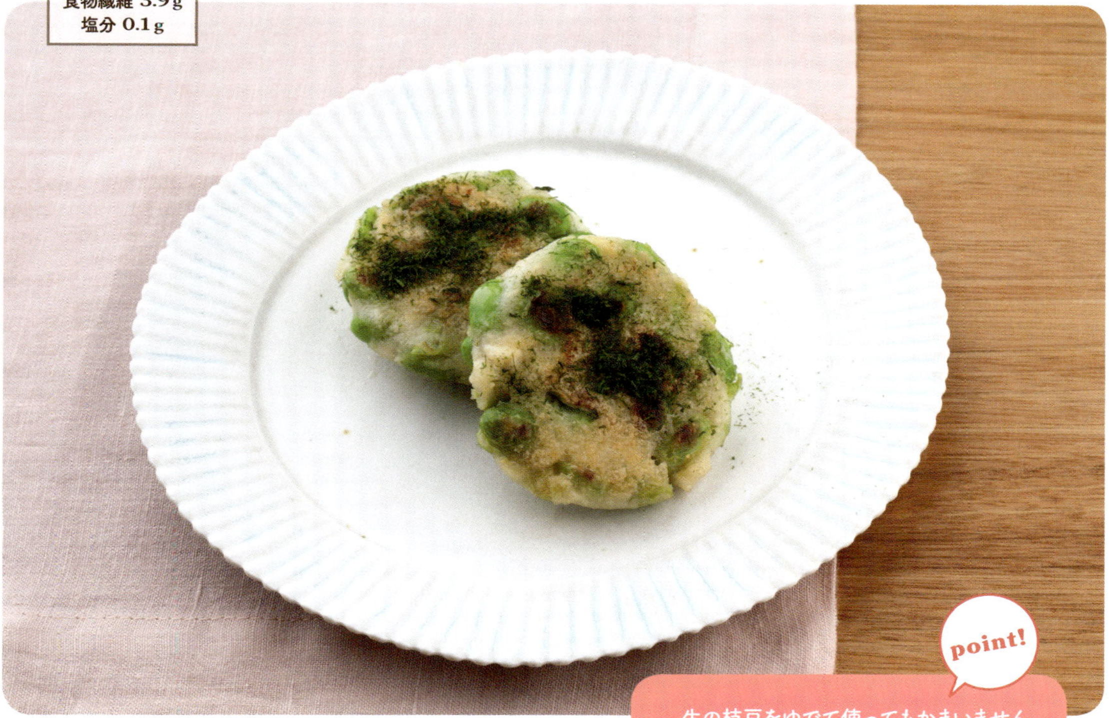

point!
生の枝豆をゆでて使ってもかまいません。その場合、冷凍の枝豆と違って塩けがないので、少し塩を足すとよいでしょう。

# 枝豆もち

マグネシウムが豊富な枝豆、豆腐、青のりを使った一品。
混ぜて焼くだけと手軽で、おやつやおつまみにもぴったりです。

**材料（1人分）**

| | |
|---|---|
| 枝豆（冷凍） | さやを除いて50g |
| もめん豆腐 | 40g |
| しょうが | 2g |
| かたくり粉 | 大さじ½ |
| ごま油 | 小さじ½ |
| 青のり | 少量 |

**作り方**

**1** 枝豆は解凍し、さやから出してポリ袋に入れ、水切りした豆腐、しょうがのみじん切り、かたくり粉を加え、外側からよくもんで混ぜる。
**2** フライパンにごま油を熱し、**1**を手で平らにまとめて中火で焼く。
**3** 焦げ目がついたら裏返して、弱めの中火でさらに3～4分焼く。
**4** 器に盛り、青のりをふる。

# 厚揚げの納豆田楽

大豆製品をふんだんに使った料理。
肉巻きにした厚揚げと
納豆だれの組み合わせは、
ボリューム満点でマグネシウムたっぷり。

**材料（1人分）**

厚揚げ……75g
豚ロース薄切り肉……3枚（60g）
しょうゆ・みりん……各小さじ½
納豆……小1パック（40g）
ⓐみそ・砂糖……各小さじ1
ⓐしょうゆ……小さじ⅔
ししとうがらし……3本（10g）
小ねぎ……5g

**作り方**

1 厚揚げは3等分に切る。ししとうがらしは切り目を入れる。
2 豚肉を1枚ずつ広げ、厚揚げを芯にして巻く。しょうゆとみりんを合わせて全体にふる。
3 オーブントースターに2とししとうがらしを入れ、厚揚げの肉巻きに軽く焦げ目がつくまで焼いて、とり出す。
4 納豆をボールに入れ、ⓐと小ねぎの小口切りを加えてよく混ぜる。
5 3の厚揚げの肉巻きの上に4をのせて、さらにオーブントースターで1〜2分焼く。
6 器に盛り、3のししとうがらしを添える。

マグネシウム 107mg

1人分
エネルギー 390kcal
食物繊維 4.0g
塩分 1.8g

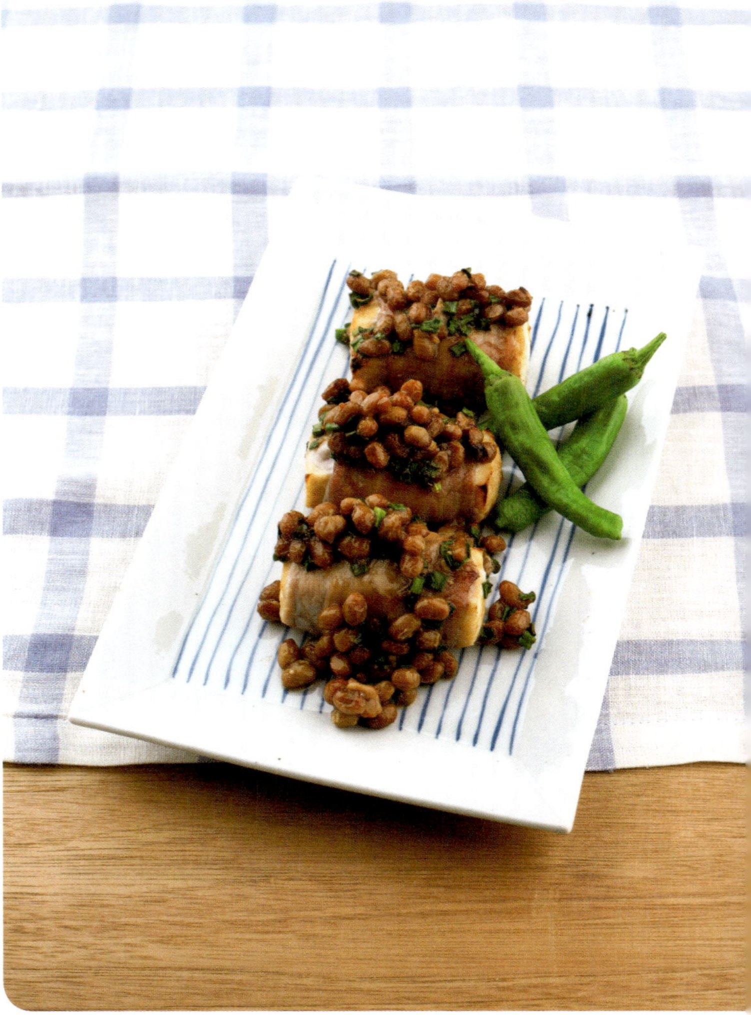

# ナマコの酢の物

ナマコはマグネシウムが豊富な食材。
長芋と合わせて食感を楽しめる一品に。

1人分
エネルギー 50kcal
食物繊維 0.8g
塩分 1.1g
マグネシウム 72mg

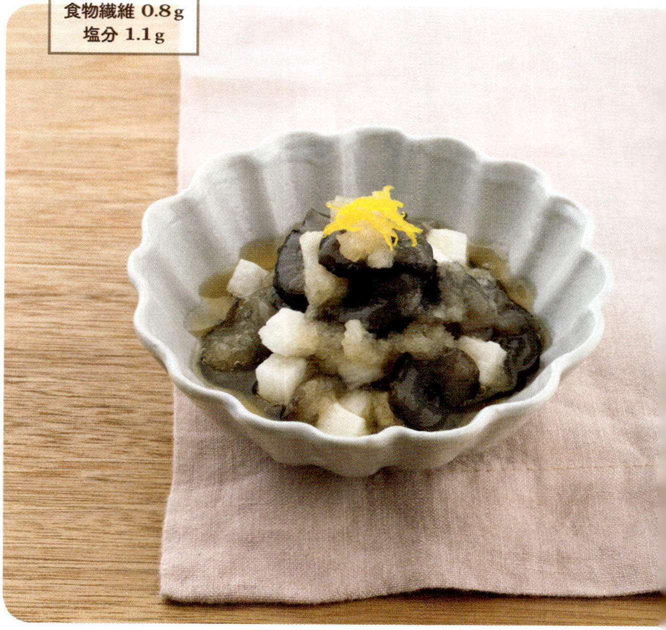

**材料（1人分）**

ナマコ（スライス）…… 40g
a
- 酢…… 大さじ½
- しょうゆ…… ミニスプーン1（1.2g）
- 砂糖…… 大さじ½
- 塩…… 少量

長芋…… 20g
大根…… 40g
ゆずの皮…… 少量

**作り方**

1. ボールにⓐを混ぜ合わせ、ナマコを加えて混ぜる（ナマコが味つきの市販品の場合は調味料を減らす）。
2. 長芋は皮をむき、さいころ切りにする。
3. 大根はすりおろして、軽く水けをきる。
4. 1、2、3を混ぜ合わせて器に盛り、ゆずの皮のせん切りをのせる。

# いり大豆とコウナゴの甘辛あえ

マグネシウムの豊富な大豆とコウナゴがカリッとしておいしい。
まとめて作って常備菜にしましょう。

マグネシウム 31mg
1人分
エネルギー 67kcal
食物繊維 2.0g
塩分 0.3g

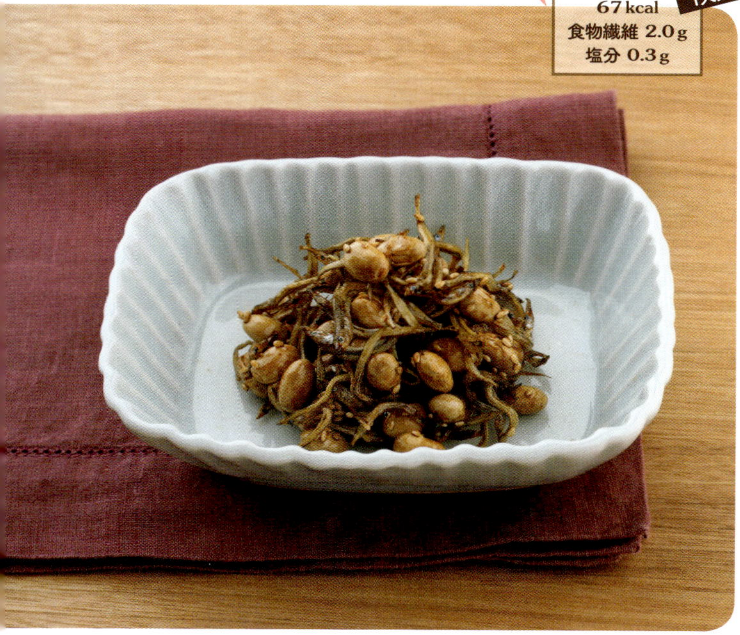

**材料（4人分）**

いり大豆…… 40g
コウナゴ（煮干し）…… 30g
いり白ごま…… 小さじ1
- しょうゆ…… 小さじ1
- 砂糖…… 大さじ1

**作り方**

1. コウナゴはカリッとするまでいる。
2. フライパンにしょうゆと砂糖を入れ、中火で煮立つまで加熱する。
3. いり大豆、コウナゴ、ごまを入れてよくからめ、広げてさます。

朝食やおやつにもオススメ！

# おなかすっきりドリンク

野菜やくだものは、食物繊維のほかにビタミンも豊富。手作りドリンクでゴクッと補給しましょう。
ヨーグルトや甘酒といった発酵食品も、おなかの調子をととのえてくれます。

エネルギー 124kcal
食物繊維 1.7g
塩分 0g
1人分

## 小松菜とフルーツのグリーンジュース

朝食代わりにもなる、食べるジュース！
フルーツの甘味と豆乳のまろやかさで、
青菜の苦味はほとんど感じません。

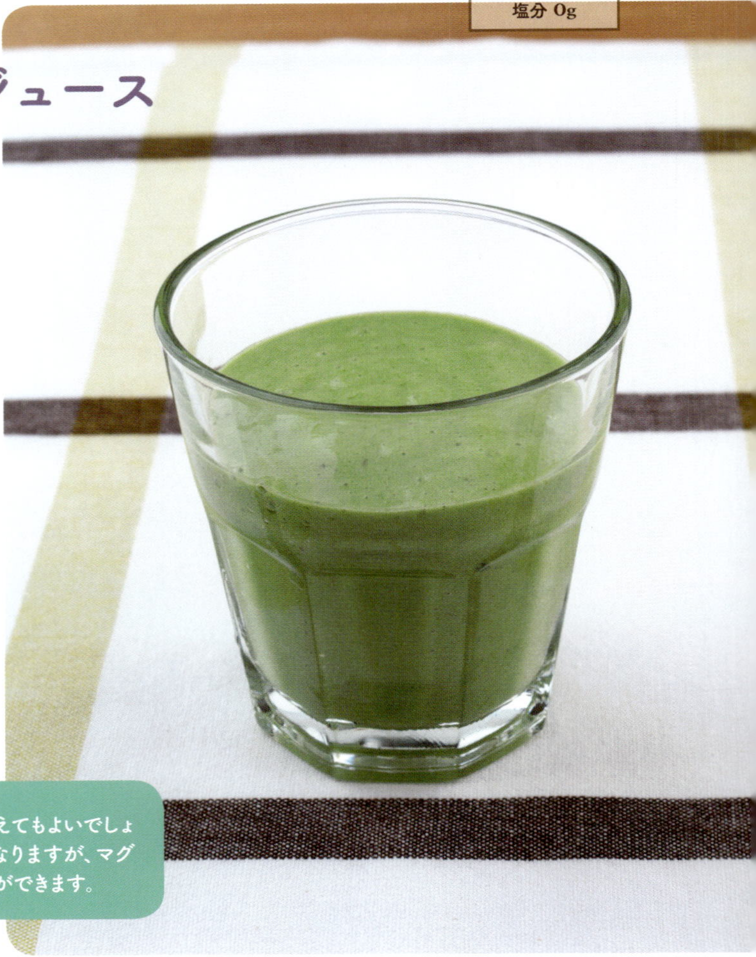

**材料（1人分）**

小松菜……小1株（30g）
バナナ……¼本（30g）
りんご……⅙個（30g）
豆乳（無調整豆乳）……½カップ
はちみつ……大さじ½

**作り方**

1 小松菜、バナナ、りんごは細かく刻み、ミキサーに入れる。
2 豆乳とはちみつを加え、なめらかになるまで1〜2分攪拌《かくはん》する。

**point!**

小松菜をほうれん草に代えてもよいでしょう。青菜の風味がやや強くなりますが、マグネシウムもあわせてとることができます。

1人分
エネルギー 105kcal
食物繊維 1.5g
塩分 0.1g

# トマトのヨーグルトスムージー

酸味がさわやかな、甘さ控えめドリンク。
ヨーグルトと相性ぴったりの
オリゴ糖も加えます。

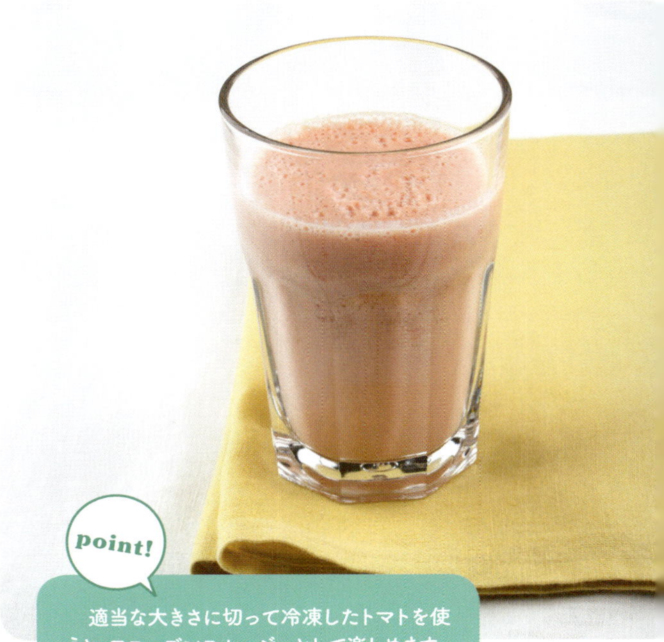

point!
適当な大きさに切って冷凍したトマトを使うと、フローズンスムージーとして楽しめます。

**材料（1人分）**

トマト……小1個（150g）
プレーンヨーグルト……100g
オリゴ糖シロップ……小さじ1（7g）

**作り方**

1 トマトはへたを除いて適当な大きさに切る。
2 ミキサーにすべての材料を入れ、なめらかになるまで攪拌《かくはん》する。

1人分
エネルギー 248kcal
食物繊維 4.3g
塩分 0.3g

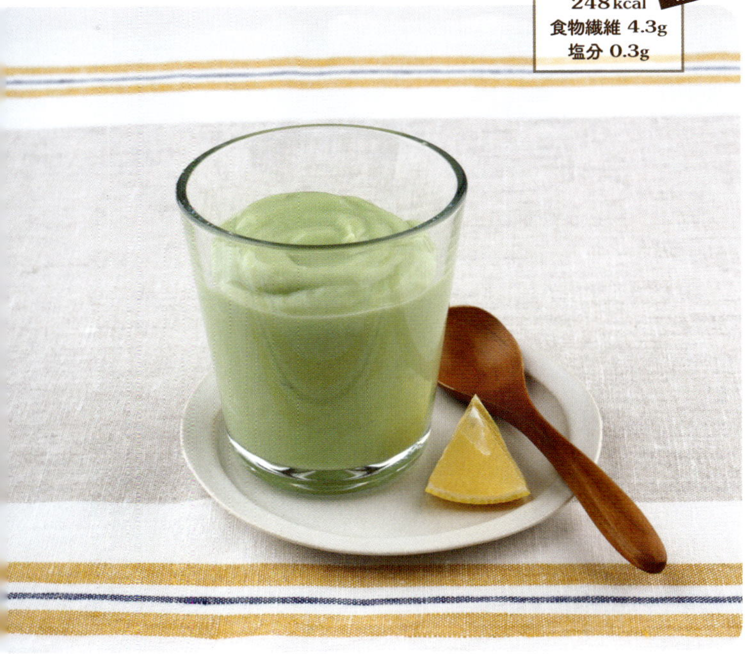

# 甘酒とアボカドのスムージー

甘酒も、発酵食品の一つ。
おなかの調子をととのえてくれます。
好みではちみつを足してもよいでしょう。

**材料（1人分）**

甘酒……3/4カップ
アボカド……小1/2個（60g）
レモンの搾り汁……10g
レモン……10g

**作り方**

1 アボカドは種をとって皮をむき、一口大に切ってレモン汁をふる。
2 ミキサーに甘酒と1を入れ、なめらかになるまで攪拌《かくはん》する。
3 グラスに注ぎ、レモンを添える。

# おやつもひとくふう

朝昼夕の食事のほかに、おやつでさらに食物繊維や発酵食品を補うのも一手。
便秘解消にオススメの食材を紹介します。
そのまま食べたり、おやつに混ぜたりしてみましょう。
それぞれの食材を使ったアイデアレシピ（100～103ページ）もお試しあれ！

## ヨーグルト

最も身近な発酵食品の一つ。乳酸菌がおなかの調子をととのえてくれます。乳酸菌のエサとなるオリゴ糖といっしょに食べると、いっそう効果的です。たんぱく質、カルシウムや、各種ビタミンも含む栄養満点の食品。積極的に食べましょう。

→甘酒ヨーグルト（101ページ）

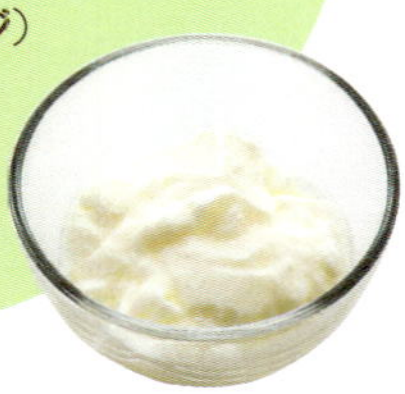

## おから

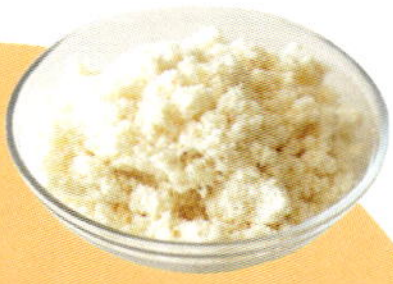

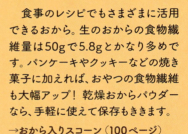

食事のレシピでもさまざまに活用できるおから。生のおからの食物繊維量は50gで5.8gとかなり多めです。パンケーキやクッキーなどの焼き菓子に加えれば、おやつの食物繊維も大幅アップ！ 乾燥おからパウダーなら、手軽に使えて保存もききます。

→おから入りスコーン（100ページ）

## 甘酒

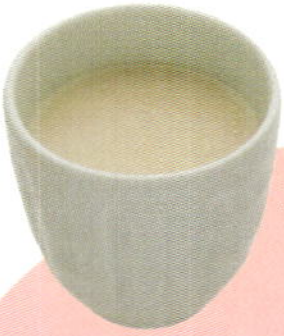

ヨーグルトと同じく、甘酒も発酵食品。腸内の環境をととのえる効果が期待できます。甘酒は「飲む点滴」といわれるほど栄養が豊富です。「酒」という字がつきますが、アルコールはほぼ含まれていません。食欲がないときの栄養補給にも最適です。

→甘酒ヨーグルト（101ページ）

## きな粉、あずき

大豆から作られるきな粉は、大さじ1杯（5g）で食物繊維量が0.9gと優秀な食材。ほかに、豆類でおやつとしてなじみがあるのは、あずき。ゆであずき100gには11.8gもの食物繊維が含まれています（砂糖が添加された缶詰めのゆであずきの食物繊維量は3.4g）。

→焼きバナナ（103ページ）

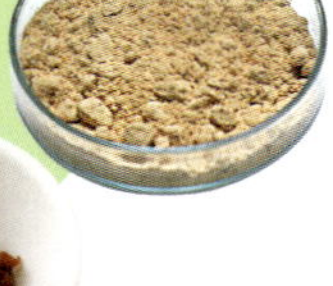

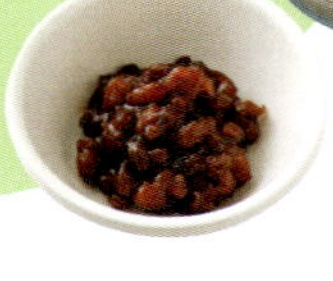

## バナナ

便秘解消に役立つくだものの代表格といえば、なんといってもバナナ。オリゴ糖も含んでいます。食べやすくカットしてヨーグルトと合わせれば、便秘解消に最適のデザートに。生で食べるほか、火を通して温かいデザートにもアレンジできます。

→焼きバナナ（103ページ）

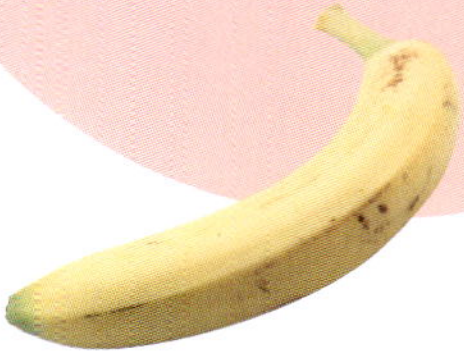

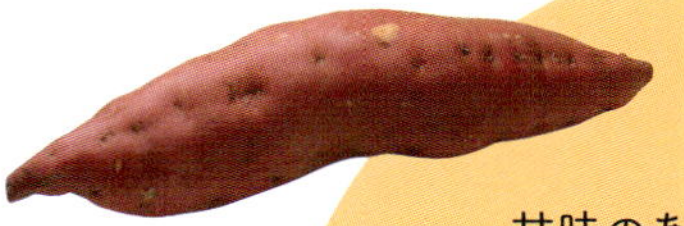

## さつま芋

甘味のあるさつま芋は、おやつとしておなじみの食材。芋類の中でも食物繊維が多く、½本（80g）に約2.2g含まれています。干し芋なら、50gで約3.0gもの食物繊維がとれます。ふかし芋や焼き芋のほか、いろいろなお菓子にアレンジ可能です。

→さつま芋のオレンジ煮（101ページ）
ヘルシー芋ようかん（102ページ）

## りんご

りんごは生食でも加熱してもおいしいくだもの。できれば皮ごと食べるのがおすすめです。食物繊維量を100g（½個分）で比べると、皮むきは1.4g、皮つきは1.9gと、0.5gの差があります。皮ごとすりおろしたりジュースにしたりすれば、皮のかたさも気になりません。

→ホットりんご（103ページ）

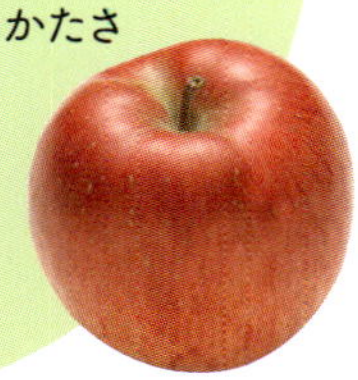

## 「ちょっとひとつまみ」で食物繊維がとれる便利食材！

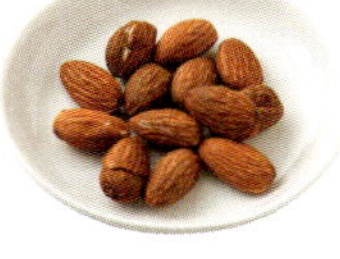

### ［ナッツ類］

食物繊維量は、それぞれ10粒あたり、アーモンド1.2g、カシューナッツ1.1g、ピーナッツ0.7gです。ただし、脂質も多く高エネルギーなので、たくさん食べすぎないように気をつけましょう。砕いてサラダやあえ物のアクセントにするのもおすすめです。

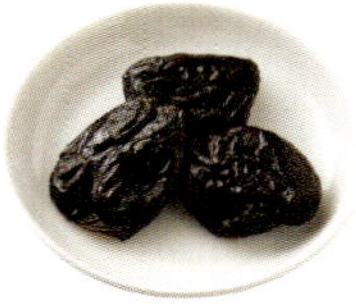

### ［ドライフルーツ］

少量で手軽に食物繊維が補える食品です。プルーン3粒（20g）で1.4g、レーズン大さじ2杯（24g）で1.0gの食物繊維をとることができます。日本の伝統的なドライフルーツである干し柿の場合、1個（20g）あたりに食物繊維が2.5gも含まれています。

# おから入りスコーン

**おからには食物繊維がたっぷり。
便通をととのえる効果があるオリーブ油と合わせてお菓子に仕上げます。**

**材料（直径6cmセルクル型で5個分）**

ⓐ
- 乾燥おからパウダー……50g
- 小麦粉……50g
- ベーキングパウダー……小さじ1強（5g）
- 砂糖……大さじ1強（10g）
- 塩……ミニスプーン½弱（0.5g）

ⓑ
- とき卵……30g
- オリーブ油……大さじ2強（20g）
- 牛乳……½カップ

**作り方**

**1** オーブンは200℃に予熱する。ⓐの材料を合わせてふるう。

**2** ⓑの材料を混ぜ合わせ、さらに**1**の粉類を加えてゴムべらなどで切り混ぜ、まとめる。ラップで生地を包み、冷蔵庫で20～30分おく。

**3** 生地を2cm厚さにのばし、セルクル型で抜く。

**4** 表面に牛乳（分量外）を塗り、きれいな焼き色がつくまで200℃のオーブンで20分ほど焼く。

**1個分**
エネルギー 147kcal
食物繊維 4.6g
塩分 0.3g

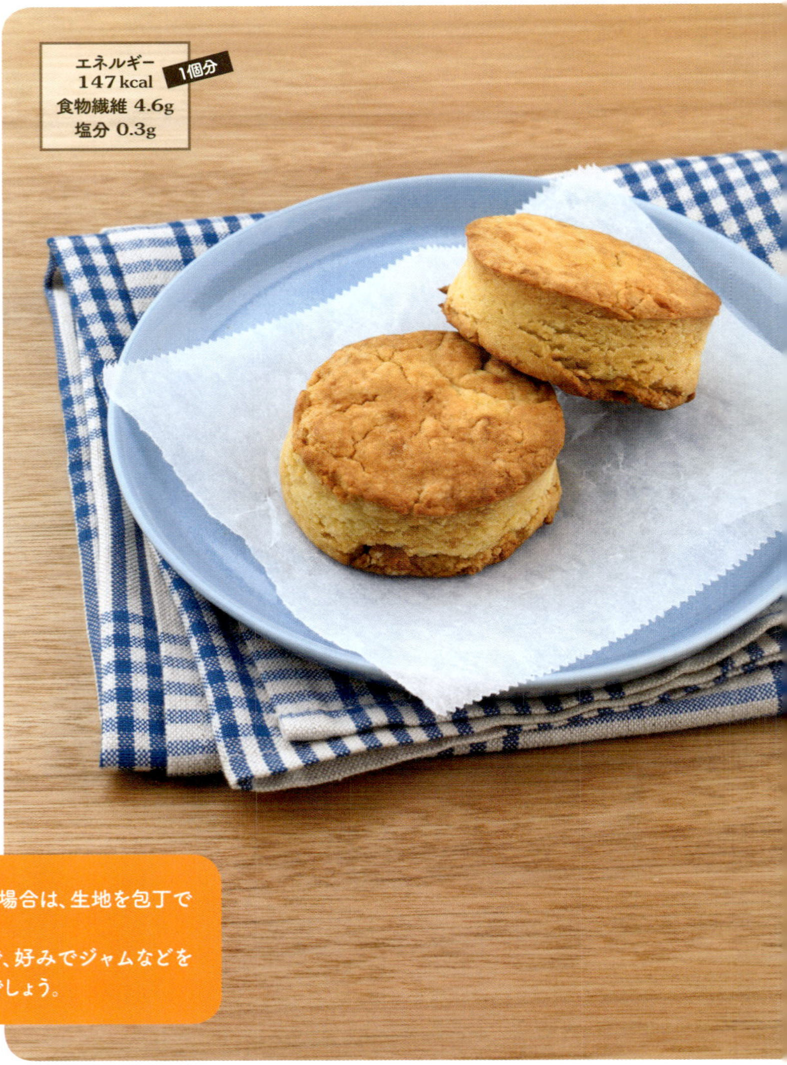

**point!**

セルクル型がない場合は、生地を包丁で切り分けます。
甘味が少ないので、好みでジャムなどをつけて食べてもよいでしょう。

# さつま芋のオレンジ煮

オレンジの酸味と香りがさわやか。
副菜として箸休めの一品にもおすすめです。

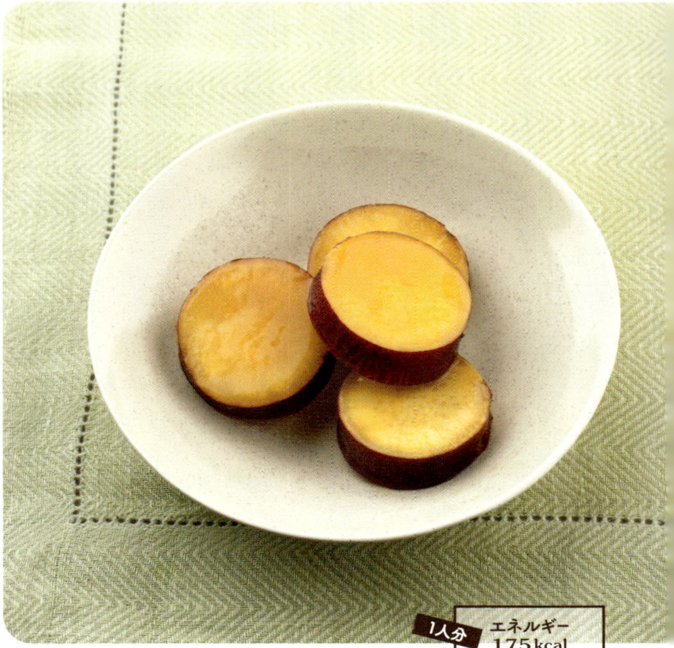

1人分
エネルギー 175kcal
食物繊維 2.5g
塩分 0.1g

**材料(1人分)**

さつま芋……中½本(80g)
オレンジジュース(果汁100%)……½カップ
はちみつ……小さじ1
レモン汁……少量

**作り方**

**1** さつま芋は1cm厚さの輪切りにし、10分ほど水にさらす。
**2** なべにさつま芋以外の材料をすべて入れて混ぜ、さつま芋をなるべく重ならないように並べて火にかける。
**3** 煮立ったら弱火にし、アルミ箔などで落としぶたをして煮る。
**4** 竹串がすっと通るくらいになり、煮つまってきたらでき上がり。

# 甘酒ヨーグルト

発酵食品同士の組み合わせに、
食物繊維が豊富なプルーンを添えます。

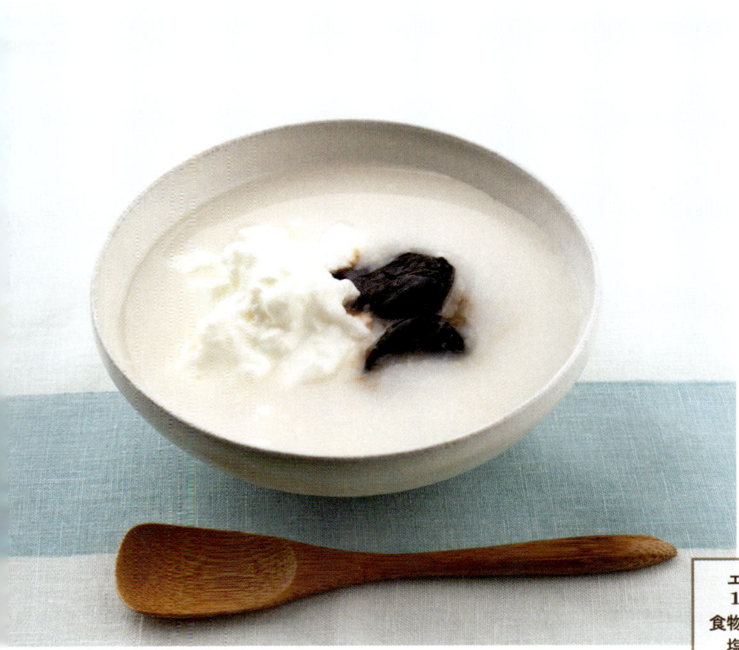

1人分
エネルギー 198kcal
食物繊維 1.9g
塩分 0.3g

**材料(1人分)**

プレーンヨーグルト……100g
甘酒……½カップ
プルーン(乾)……3粒(20g)
赤ワイン……小さじ1

**作り方**

**1** プルーンはさっとゆでて、赤ワインにつける。
**2** 器にヨーグルトを入れ、甘酒をかけて**1**のプルーンを添える。

# ヘルシー芋ようかん

寒天でゆるめにかためてあるから、やわらかくて食べやすい。
オリゴ糖が豊富なてんさい糖を使った素朴でやさしい甘さです。

**材料**（6人分）

さつま芋……大1本（300g）

ⓐ
- てんさい糖……大さじ1（9g）
- 水……¼カップ

ⓑ
- てんさい糖……大さじ2（18g）
- 塩……小さじ¼
- 粉寒天……小さじ⅔
- 水……¾カップ

**作り方**

1 さつま芋を皮つきのまま、トッピング用に6枚程度薄くスライスする。ⓐとともに耐熱容器に入れ、ラップをして電子レンジで1分30秒加熱する。

2 残りのさつま芋は皮をむき、2㎝厚さの輪切りにしてゆでる。ざるにあげ、熱いうちにマッシャーなどでつぶす。

3 2をなべに入れてⓑの材料を加え、弱火で練り、ふつふつしてきたら、さらにぽってりするまで2〜3分煮る。

4 バットに3を入れて平らにし、1のトッピング用のさつま芋をのせる。冷蔵庫に入れて1時間以上冷やしかためる。

エネルギー 85kcal
食物繊維 1.4g
塩分 0.3g
1/6切れ

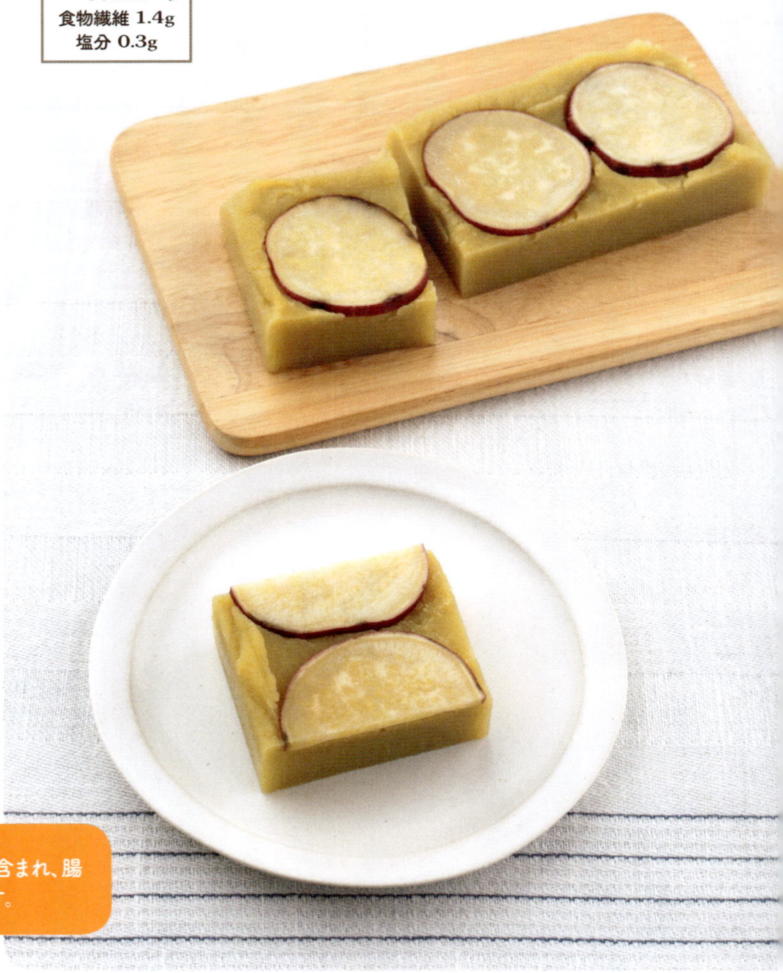

point!

てんさい糖にはオリゴ糖が多く含まれ、腸内の善玉菌の働きを助けてくれます。

# 焼きバナナ

**オーブントースターで焼くだけ！
きなこペーストにも食物繊維がたっぷり。**

**材料（1人分）**

バナナ……中1本（100g）
ⓐ きな粉……大さじ1
ⓐ 牛乳……大さじ1
ⓐ きび砂糖……小さじ1
シナモンパウダー……少量
ミントの葉……適宜

**作り方**

**1** バナナは皮つきのままオーブントースターで10分程度、火が通るまで両面を焼く。
**2** ⓐを混ぜ合わせる。
**3** 1を器に盛り、片面の皮をむいて2を添え、シナモンパウダーをふり、ミントの葉を飾る。

1人分
エネルギー 136kcal
食物繊維 2.2g
塩分 0g

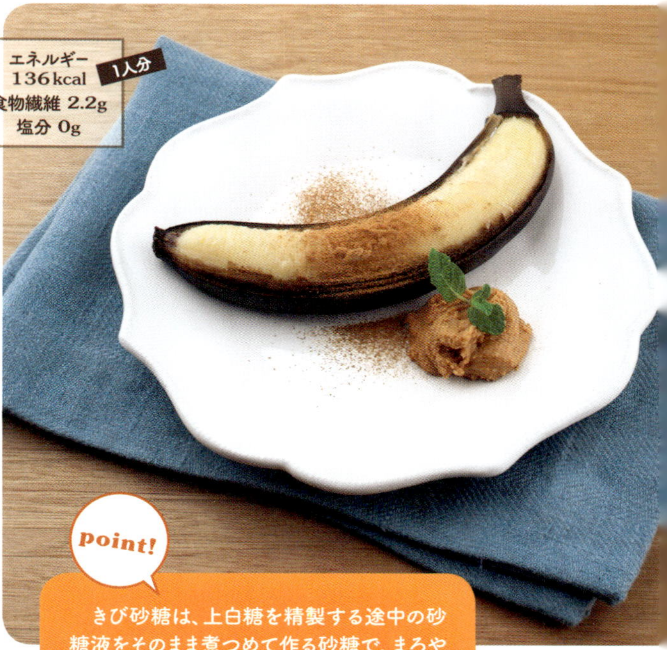

**point!**

きび砂糖は、上白糖を精製する途中の砂糖液をそのまま煮つめて作る砂糖で、まろやかな甘味が特徴。
バナナは皮をむいてフライパンでバターソテーにしてもおいしい。

1人分
エネルギー 104kcal
食物繊維 1.4g
塩分 0g

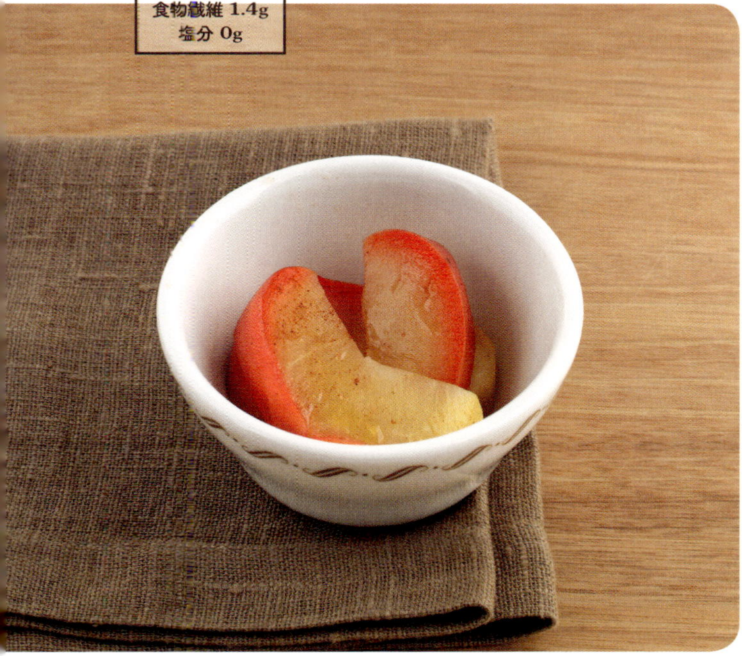

# ホットりんご

**電子レンジ加熱で簡単に
焼きりんご風のおやつが楽しめます。
皮ごと食べて食物繊維アップ。**

**材料（1人分）**

りんご……⅓個（75g）
シナモン……適量
はちみつ……小さじ1
オリーブ油……小さじ1

**作り方**

**1** りんごはよく洗い、皮つきのままくし形切りにして、耐熱皿に並べる。
**2** シナモンとはちみつをかけ、電子レンジで1分半〜2分加熱する。
**3** 仕上げにオリーブ油をかける。

# 便秘を解消する一日献立 組み合わせ例

この本で紹介した料理を組み合わせて、食物繊維の一日の目標量 18 ～ 20g をクリア！
すっきり快便を目指しましょう。

## 組み合わせ例 1

朝食と夕食で、約10gずつ食物繊維がとれる献立です。夕食のホットりんごは、間食として食べてもよいですね。

### 朝食

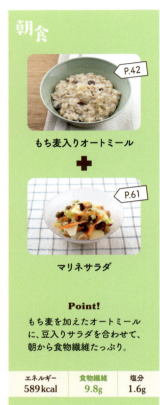

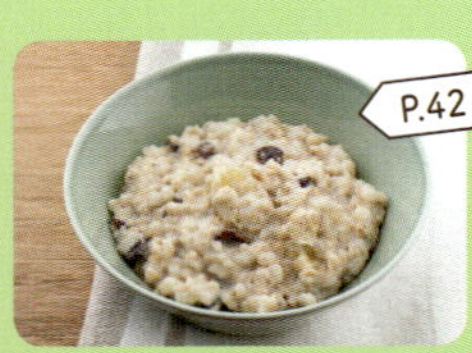
P.42

もち麦入りオートミール

＋

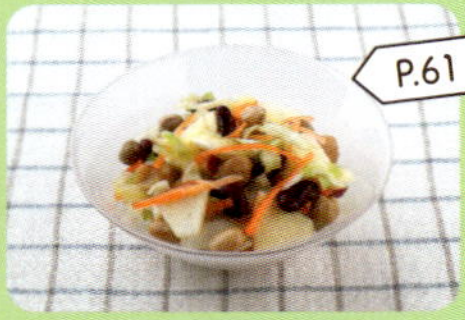
P.61

マリネサラダ

**Point!**

もち麦を加えたオートミールに、豆入りサラダを合わせて、朝から食物繊維たっぷり。

| エネルギー | 食物繊維 | 塩分 |
|---|---|---|
| 589 kcal | 9.8g | 1.6g |

### 昼食

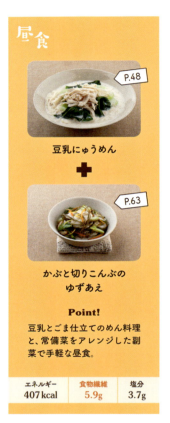

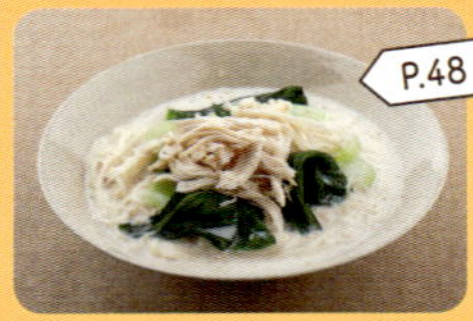
P.48

豆乳にゅうめん

＋

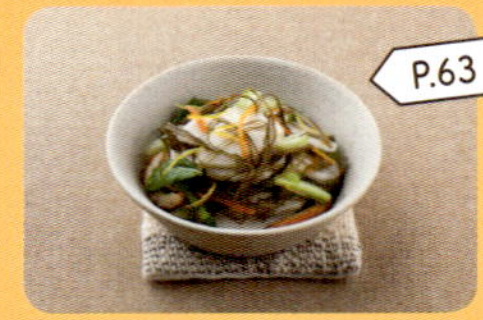
P.63

かぶと切りこんぶのゆずあえ

**Point!**

豆乳とごま仕立てのめん料理と、常備菜をアレンジした副菜で手軽な昼食。

| エネルギー | 食物繊維 | 塩分 |
|---|---|---|
| 407 kcal | 5.9g | 3.7g |

### 夕食

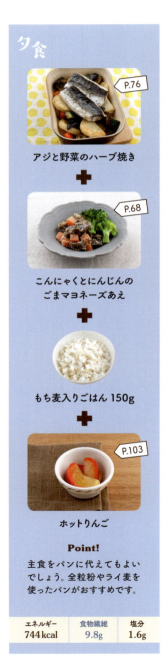

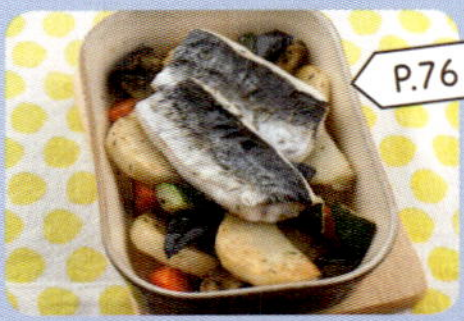
P.76

アジと野菜のハーブ焼き

＋

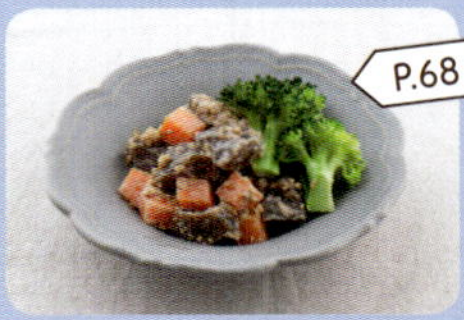
P.68

こんにゃくとにんじんのごまマヨネーズあえ

＋

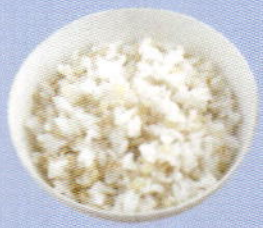

もち麦入りごはん 150g

＋

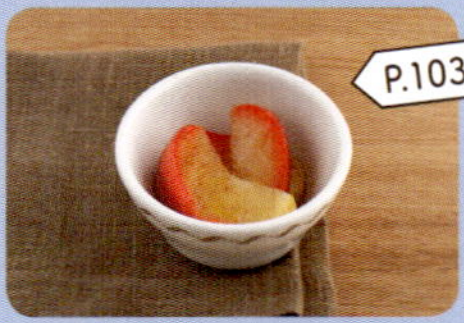
P.103

ホットりんご

**Point!**

主食をパンに代えてもよいでしょう。全粒粉やライ麦を使ったパンがおすすめです。

| エネルギー | 食物繊維 | 塩分 |
|---|---|---|
| 744 kcal | 9.8g | 1.6g |

**一日献立の合計**

エネルギー 1,740 kcal
食物繊維 25.5g
塩分 6.9g

## 組み合わせ例 2

昼食の献立は、エネルギー控えめで食物繊維たっぷりなので、外食が続くときなど、栄養バランスを調整したいときにもおすすめです。

### 朝食

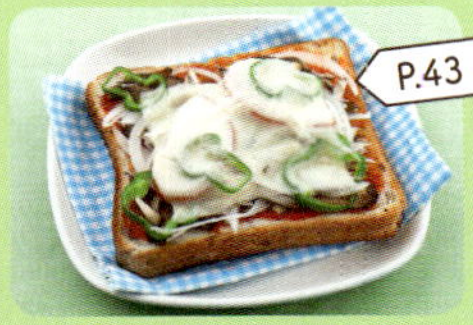
P.43

まいたけピザトースト

＋

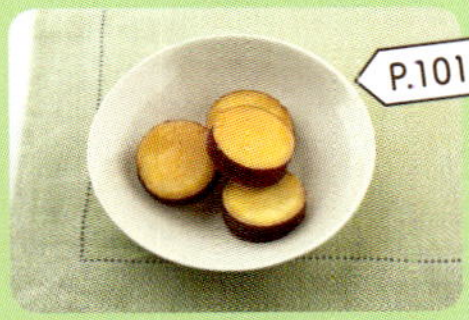
P.101

さつま芋のオレンジ煮

**Point!**

さつま芋のオレンジ煮を、甘酒ヨーグルト（101ページ）に代えてもよいでしょう。

| エネルギー | 食物繊維 | 塩分 |
|---|---|---|
| 408 kcal | 5.7g | 1.2g |

### 昼食

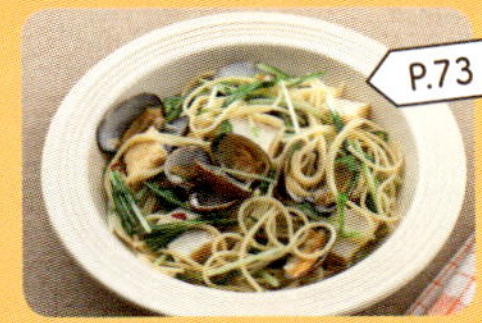
P.73

アサリと厚揚げのペペロンチーノ

＋

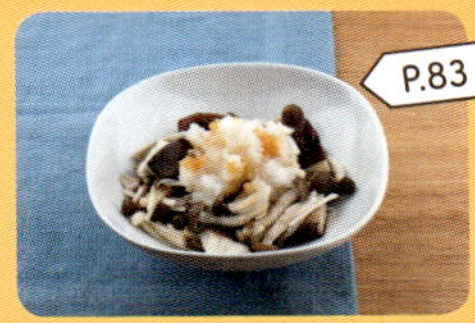
P.83

きのこのレンジ蒸し

**Point!**

パスタの具にアサリと厚揚げを使っているので、マグネシウムもたっぷりとれます。

| エネルギー | 食物繊維 | 塩分 |
|---|---|---|
| 497 kcal | 14.6g | 2.2g |

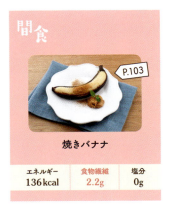

### 夕食

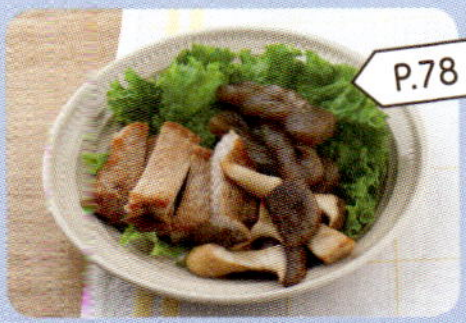
P.78

豚肉のしょうが焼き

＋

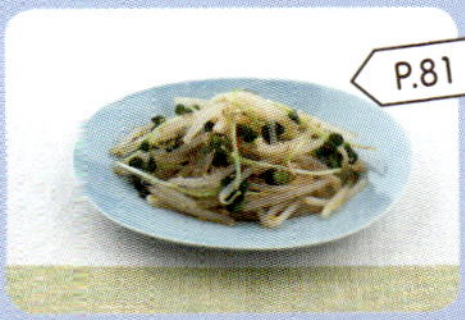
P.81

もやしと貝割れ菜のナムル

＋

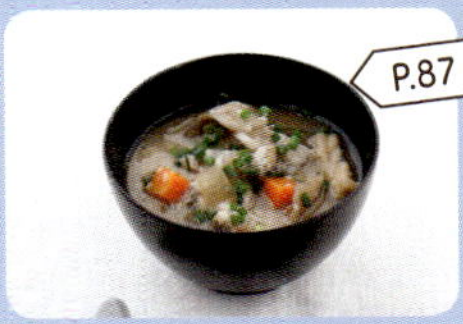
P.87

五目とろろ汁

＋

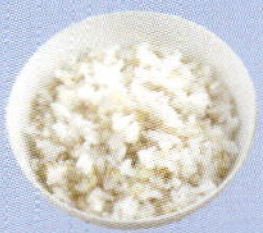

もち麦入りごはん 150g

**Point!**

見た目にもボリュームがあり、食物繊維も食べごたえも充分な夕食です。

| エネルギー | 食物繊維 | 塩分 |
|---|---|---|
| 690 kcal | 10.6g | 4.6g |

### 間食

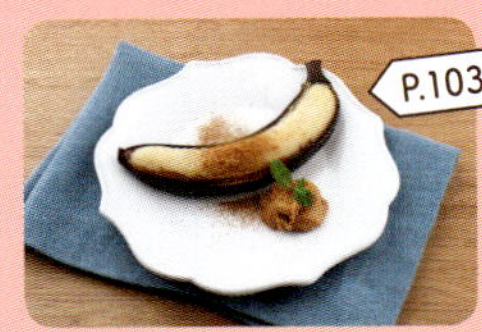
P.103

焼きバナナ

| エネルギー | 食物繊維 | 塩分 |
|---|---|---|
| 136 kcal | 2.2g | 0g |

**一日献立の合計**

エネルギー 1,731 kcal
食物繊維 33.1g
塩分 8.0g

# 組み合わせ例 3

朝食は、主食をライ麦入り食パンなどにかえればより手軽ですが、その場合は、エネルギー量が少なくなるので、間食のジュースを欠かさずに飲みましょう。

## 朝食

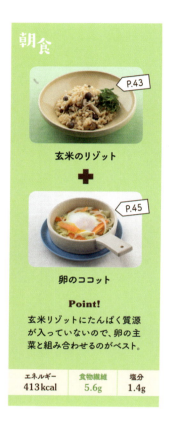

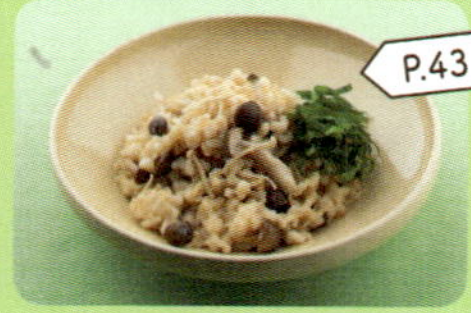
P.43

玄米のリゾット

＋

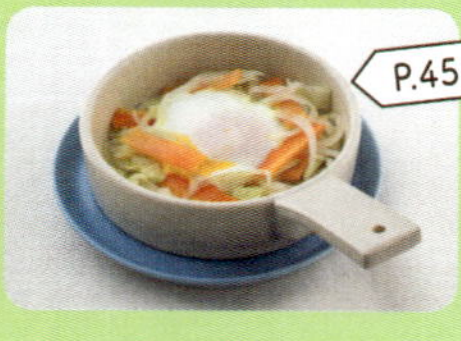
P.45

卵のココット

**Point!**

玄米リゾットにたんぱく質源が入っていないので、卵の主菜と組み合わせるのがベスト。

| エネルギー | 食物繊維 | 塩分 |
|---|---|---|
| 413kcal | 5.6g | 1.4g |

## 昼食

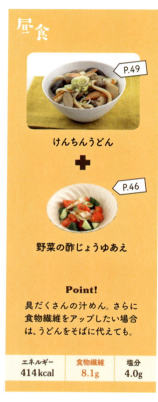

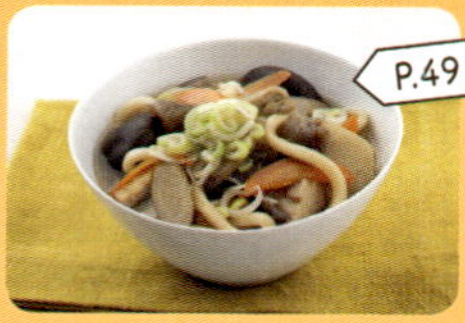
P.49

けんちんうどん

＋

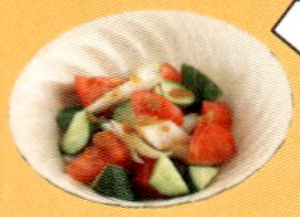
P.46

野菜の酢じょうゆあえ

**Point!**

具だくさんの汁めん。さらに食物繊維をアップしたい場合は、うどんをそばに代えても。

| エネルギー | 食物繊維 | 塩分 |
|---|---|---|
| 414kcal | 8.1g | 4.0g |

## 夕食

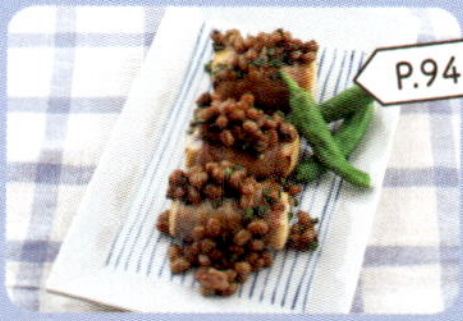
P.94

厚揚げの納豆田楽

＋

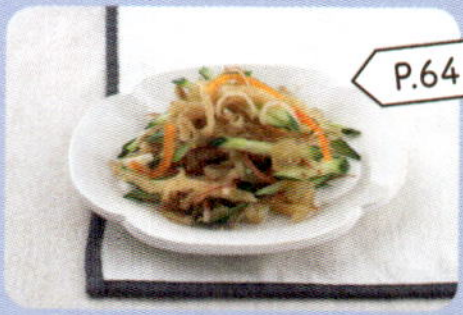
P.64

切り干し大根とクラゲのあえ物

＋

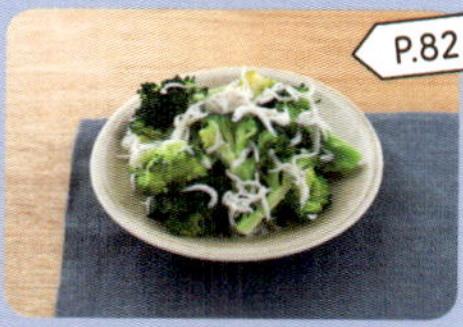
P.82

ブロッコリーのシラスあえ

＋

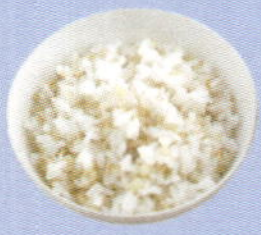

もち麦入りごはん 150g

**Point!**

主菜にボリュームがあり、食物繊維もたっぷりなので、副菜はどちらか1品にしてもOK。

| エネルギー | 食物繊維 | 塩分 |
|---|---|---|
| 780kcal | 10.8g | 2.7g |

## 間食

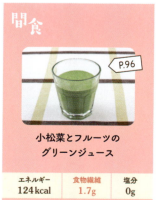

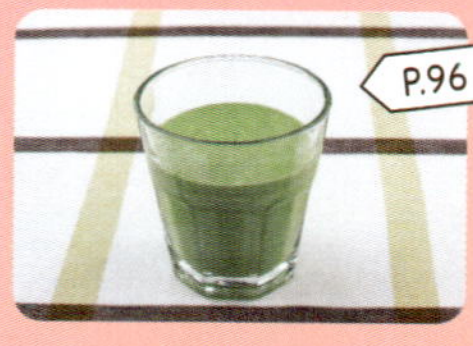
P.96

小松菜とフルーツのグリーンジュース

| エネルギー | 食物繊維 | 塩分 |
|---|---|---|
| 124kcal | 1.7g | 0g |

### 一日献立の合計

エネルギー 1,731kcal
食物繊維 26.2g
塩分 8.1g

# 組み合わせ例 4

食物繊維量もエネルギー量も、3食がバランスよくととのった献立。どれか1食が外食で野菜不足になってしまっても、食物繊維の一日の目標量をクリアできます。

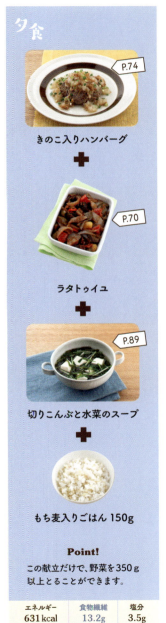

## 朝食

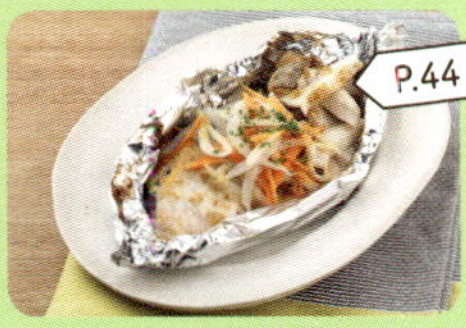
P.44

サケのごまみそマヨ包み焼き

＋

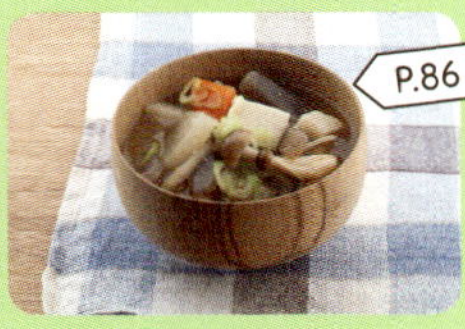
P.86

具だくさん根菜みそ汁

＋

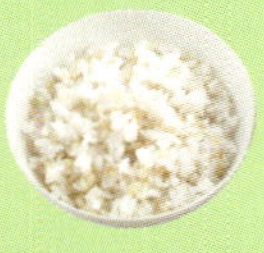

もち麦入りごはん 150g

**Point!**

副菜を1品足せば、夕食の献立としても通用します。

| エネルギー | 食物繊維 | 塩分 |
|---|---|---|
| 616 kcal | 9.9g | 2.7g |

## 昼食

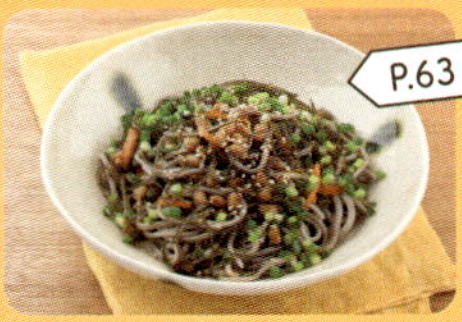
P.63

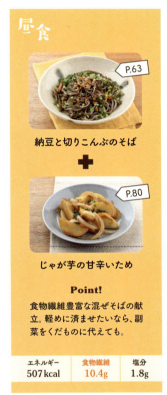

納豆と切りこんぶのそば

＋

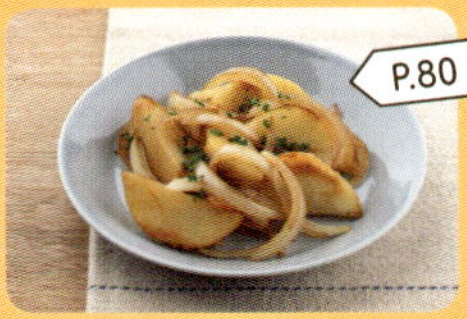
P.80

じゃが芋の甘辛いため

**Point!**

食物繊維豊富な混ぜそばの献立。軽めに済ませたいなら、副菜をくだものに代えても。

| エネルギー | 食物繊維 | 塩分 |
|---|---|---|
| 507 kcal | 10.4g | 1.8g |

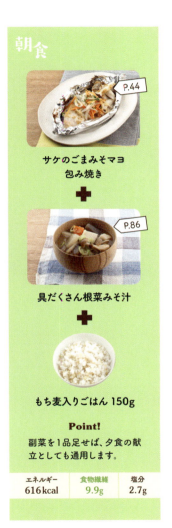

## 夕食

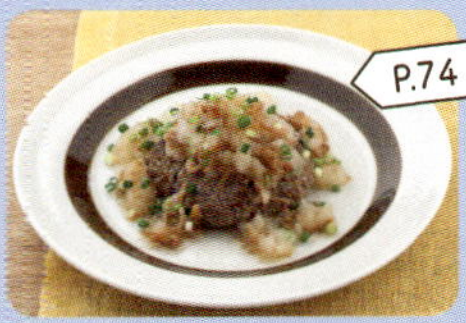
P.74

きのこ入りハンバーグ

＋

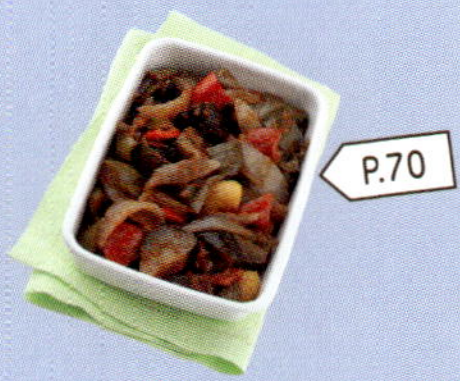
P.70

ラタトゥイユ

＋

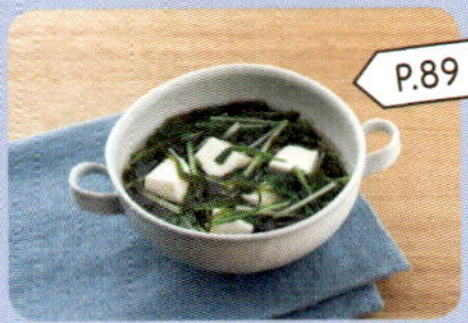
P.89

切りこんぶと水菜のスープ

＋

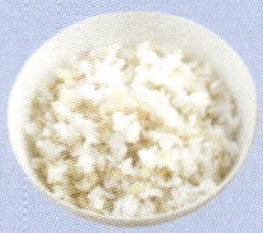

もち麦入りごはん 150g

**Point!**

この献立だけで、野菜を350g以上とることができます。

| エネルギー | 食物繊維 | 塩分 |
|---|---|---|
| 631 kcal | 13.2g | 3.5g |

### 一日献立の合計

エネルギー 1,754 kcal
食物繊維 33.5g
塩分 8.0g

# 栄養成分値一覧

『日本食品標準成分表2015年版（七訂）』（文部科学省）に基づいて算出しています。
同書に記載のない食品は、それに近い食品（代用品）の数値で算出しました。
1人分（1回分）あたりの成分値です。市販品は、メーカーから公表された成分値のみ合計しています。
数値の合計の多少の相違は計算上の端数処理によるものです。

| 料理名 | 掲載ページ | エネルギー | たんぱく質 | 脂質 | 炭水化物 | 食物繊維 | | | カリウム | カルシウム | マグネシウム | 鉄 | ビタミンE | ビタミンC | 食塩相当量（塩分） |
|---|---|---|---|---|---|---|---|---|---|---|---|---|---|---|---|
| | | | | | | 水溶性 | 不溶性 | 総量 | | | | | | | |
| | | kcal | g | g | g | g | g | g | mg | mg | mg | mg | mg | mg | g |
| **朝食** | | | | | | | | | | | | | | | |
| 〔パンの献立〕 | | | | | | | | | | | | | | | |
| カテージチーズサンド | 38 | 207 | 9.0 | 3.5 | 35.8 | 0.1 | 0.6 | 2.7 | 84 | 35 | 14 | 0.4 | 0.6 | 0 | 1.0 |
| かぼちゃサラダ | 38 | 171 | 6.0 | 10.1 | 14.8 | 0.6 | 2.2 | 2.8 | 427 | 30 | 33 | 0.8 | 5.5 | 41 | 0.7 |
| ベジタブルスープ | 38 | 57 | 2.4 | 0.6 | 11.7 | 0.5 | 1.9 | 3.0 | 207 | 37 | 19 | 0.6 | 0.2 | 12 | 1.6 |
| フルーツヨーグルト | 38 | 117 | 4.1 | 3.1 | 21.8 | 0.4 | 0.9 | 1.3 | 315 | 137 | 19 | 0.2 | 0.8 | 36 | 0.1 |
| **合計** | | **552** | **21.5** | **17.3** | **84.1** | **1.6** | **5.6** | **9.8** | **1033** | **239** | **85** | **2.0** | **7.1** | **89** | **3.4** |
| 〔ごはんの献立〕 | | | | | | | | | | | | | | | |
| オクラ納豆 | 40 | 115 | 9.4 | 5.1 | 9.1 | 1.6 | 3.5 | 5.1 | 429 | 75 | 68 | 1.9 | 0.6 | 4 | 0.8 |
| 小松菜ときのこのピリ辛しょうがいため | 40 | 60 | 1.9 | 4.3 | 5.4 | 0.4 | 2.3 | 2.6 | 413 | 104 | 15 | 1.8 | 1.1 | 24 | 0.9 |
| もやしとあおさのみそ汁 | 40 | 40 | 3.3 | 1.7 | 3.8 | 0.1 | 1.0 | 1.4 | 162 | 32 | 52 | 0.6 | 0.2 | 4 | 1.2 |
| もち麦入りごはん | 40 | 280 | 5.2 | 0.7 | 62.5 | 0 | 0.4 | 3.4 | 35 | 4 | 8 | 0.1 | 0 | 0 | 0 |
| **合計** | | **495** | **19.8** | **11.8** | **80.8** | **2.1** | **7.2** | **12.5** | **1039** | **215** | **143** | **4.4** | **1.9** | **32** | **2.9** |
| もち麦入りオートミール | 42 | 443 | 13.7 | 10.3 | 77.5 | 1.5 | 3.3 | 5.5 | 672 | 256 | 80 | 2.2 | 0.7 | 10 | 0.5 |
| 玄米のリゾット | 43 | 258 | 8.5 | 3.5 | 49.7 | 0.6 | 3.4 | 4.0 | 505 | 32 | 93 | 2.3 | 0.8 | 1 | 0.7 |
| まいたけピザトースト | 43 | 233 | 10.7 | 7.5 | 32.8 | 0.2 | 0.9 | 3.2 | 196 | 160 | 16 | 0.5 | 0.4 | 6 | 1.1 |
| サケのごまみそマヨ包み焼き | 44 | 247 | 19.9 | 14.3 | 6.7 | 0.3 | 1.5 | 1.8 | 438 | 61 | 41 | 1.0 | 2.8 | 4 | 1.0 |
| 卵のココット | 45 | 155 | 8.4 | 10.3 | 6.5 | 0.4 | 1.2 | 1.6 | 252 | 62 | 18 | 1.3 | 1.0 | 24 | 0.7 |
| マッシュルーム入りスクランブルエッグ | 45 | 192 | 11.7 | 14.4 | 3.5 | 0.2 | 1.2 | 1.4 | 165 | 124 | 13 | 1.7 | 1.5 | 4 | 0.7 |
| **昼食** | | | | | | | | | | | | | | | |
| 〔お好み焼きの献立〕 | | | | | | | | | | | | | | | |
| おからのお好み焼き | 46 | 320 | 25.2 | 16.5 | 17.8 | 0.7 | 10.3 | 11.4 | 708 | 238 | 83 | 3.5 | 2.3 | 42 | 1.5 |
| 野菜の酢じょうゆあえ | 46 | 17 | 0.8 | 0.1 | 3.6 | 0.2 | 0.7 | 0.9 | 220 | 19 | 11 | 0.2 | 0.4 | 13 | 0.5 |
| にんじんジュース（市販品） | 46 | 42 | 0.9 | 0.2 | 10.1 | 0.3 | 0 | 0.3 | 420 | 15 | 11 | 0.3 | 0.3 | 2 | 0.1 |
| **合計** | | **379** | **26.9** | **16.8** | **31.5** | **1.2** | **11.0** | **12.6** | **1348** | **272** | **105** | **4.0** | **3.0** | **57** | **2.1** |

| | 料理名 | 掲載ページ | エネルギー | たんぱく質 | 脂質 | 炭水化物 | 食物繊維 | | | カリウム | カルシウム | マグネシウム | 鉄 | ビタミンE | ビタミンC | 食塩相当量（塩分） |
|---|---|---|---|---|---|---|---|---|---|---|---|---|---|---|---|---|
| | | | | | | | 水溶性 | 不溶性 | 総量 | | | | | | | |
| | | | kcal | g | g | g | g | g | g | mg | mg | mg | mg | mg | mg | g |
| 昼食 | 〔どんぶりの献立〕 | | | | | | | | | | | | | | | |
| | ビビンバ風どんぶり | 47 | 530 | 22.3 | 13.8 | 76.4 | 0.6 | 2.6 | 6.2 | 640 | 128 | 57 | 2.3 | 1.2 | 23 | 1.9 |
| | わかめスープ | 47 | 49 | 5.7 | 2.3 | 1.9 | 0 | 0.4 | 1.0 | 88 | 24 | 16 | 0.3 | 0.3 | 4 | 1.0 |
| | みかん | 47 | 52 | 0.8 | 0.1 | 13.4 | 0.6 | 0.6 | 1.1 | 168 | 24 | 12 | 0.2 | 0.4 | 36 | 0 |
| | **合計** | | **631** | **28.8** | **16.2** | **91.7** | **1.2** | **3.6** | **8.3** | **896** | **176** | **85** | **2.8** | **1.9** | **63** | **2.9** |
| | 豆乳にゅうめん | 48 | 345 | 23.0 | 6.6 | 45.5 | 1.0 | 2.1 | 3.2 | 753 | 109 | 89 | 3.6 | 0.7 | 8 | 2.8 |
| | けんちんうどん | 49 | 397 | 11.0 | 6.2 | 71.4 | 1.9 | 5.3 | 7.2 | 921 | 83 | 77 | 1.6 | 0.9 | 9 | 3.5 |
| 夕食 | 〔和風の献立〕 | | | | | | | | | | | | | | | |
| | タイのわかめ蒸し | 50 | 186 | 19.3 | 9.4 | 5.1 | 0.2 | 1.1 | 2.5 | 486 | 68 | 53 | 0.9 | 2.0 | 7 | 2.1 |
| | こんにゃくの白あえ | 50 | 103 | 5.3 | 4.9 | 10.8 | 0.4 | 2.1 | 2.5 | 238 | 135 | 97 | 1.5 | 0.4 | 4 | 1.6 |
| | オクラののり巻き焼き | 50 | 67 | 2.8 | 4.3 | 4.7 | 0.6 | 1.4 | 3.3 | 239 | 45 | 35 | 0.6 | 1.0 | 14 | 0.2 |
| | もち麦入りごはん | 50 | 280 | 5.2 | 0.7 | 62.5 | 0 | 0.4 | 3.4 | 35 | 4 | 8 | 0.1 | 0 | 0 | 0 |
| | **合計** | | **636** | **32.6** | **19.3** | **83.1** | **1.2** | **5.0** | **11.7** | **998** | **252** | **193** | **3.1** | **3.4** | **25** | **3.9** |
| | 〔洋風の献立〕 | | | | | | | | | | | | | | | |
| | チキンのイタリア風煮込み | 52 | 240 | 17.7 | 12.8 | 11.8 | 1.0 | 2.2 | 3.2 | 615 | 44 | 46 | 1.4 | 3.2 | 28 | 1.4 |
| | グリーンポテト | 52 | 111 | 3.1 | 4.6 | 14.4 | 0.5 | 0.6 | 1.1 | 348 | 59 | 19 | 0.5 | 0.1 | 29 | 0.2 |
| | 豆と野菜のサラダ | 52 | 112 | 3.7 | 6.6 | 11.2 | 0.3 | 0.9 | 4.5 | 270 | 33 | 10 | 0.4 | 1.1 | 13 | 0.5 |
| | もち麦入りごはん | 52 | 280 | 5.2 | 0.7 | 62.5 | 0 | 0.4 | 3.4 | 35 | 4 | 8 | 0.1 | 0 | 0 | 0 |
| | **合計** | | **743** | **29.7** | **24.7** | **99.9** | **1.8** | **4.1** | **12.2** | **1268** | **140** | **83** | **2.4** | **4.4** | **70** | **2.1** |
| | 〔中国風の献立〕 | | | | | | | | | | | | | | | |
| | 酢豚 | 54 | 420 | 15.6 | 28.5 | 22.3 | 0.5 | 1.0 | 1.5 | 464 | 20 | 32 | 1.0 | 3.5 | 83 | 2.3 |
| | セロリとタコのナンプラーいため | 54 | 72 | 7.7 | 3.4 | 3.6 | 0.2 | 1.4 | 1.6 | 365 | 26 | 26 | 0.3 | 0.8 | 4 | 0.9 |
| | にんじんとしめじのナムル | 54 | 51 | 1.6 | 2.8 | 6.5 | 0.3 | 1.7 | 2.0 | 220 | 22 | 12 | 0.3 | 0.2 | 2 | 0.6 |
| | もち麦入りごはん | 54 | 280 | 5.2 | 0.7 | 62.5 | 0 | 0.4 | 3.4 | 35 | 4 | 8 | 0.1 | 0 | 0 | 0 |
| | **合計** | | **823** | **30.1** | **35.4** | **94.9** | **1.0** | **4.5** | **8.5** | **1084** | **72** | **78** | **1.7** | **4.5** | **89** | **3.8** |
| 作りおき | きのこピクルス | 58 | 44 | 1.5 | 0.2 | 10.8 | 0.2 | 1.8 | 2.0 | 210 | 2 | 9 | 0.3 | 0 | 0 | 0.9 |
| | アレンジ　ささ身の冷製マリネ | 59 | 80 | 10.2 | 0.4 | 9.1 | 0.2 | 1.1 | 1.3 | 347 | 8 | 20 | 0.4 | 0.4 | 8 | 0.7 |
| | アレンジ　きのこたっぷりいなりずし | 59 | 307 | 8.7 | 6.9 | 49.7 | 0.4 | 1.8 | 2.1 | 208 | 96 | 57 | 1.3 | 0.3 | 1 | 1.9 |
| | キャベツとにんじんの塩もみ | 60 | 16 | 0.8 | 0.1 | 3.8 | 0.3 | 0.9 | 1.2 | 137 | 25 | 9 | 0.2 | 0.1 | 21 | 0.9 |

| | | 料理名 | 掲載ページ | エネルギー | たんぱく質 | 脂質 | 炭水化物 | 食物繊維 | | | カリウム | カルシウム | マグネシウム | 鉄 | ビタミンE | ビタミンC | 食塩相当量(塩分) |
|---|---|---|---|---|---|---|---|---|---|---|---|---|---|---|---|---|---|
| | | | | | | | | 水溶性 | 不溶性 | 総量 | | | | | | | |
| | | | | kcal | g | g | g | g | g | g | mg | mg | mg | mg | mg | mg | g |
| 作りおき | アレンジ | マリネサラダ | 61 | 146 | 4.2 | 7.4 | 16.9 | 0.7 | 3.8 | 4.3 | 276 | 39 | 28 | 1.0 | 0.8 | 22 | 1.1 |
| | アレンジ | 豚肉のロールカツ | 61 | 318 | 17.8 | 17.0 | 21.4 | 0.6 | 1.6 | 2.3 | 501 | 52 | 34 | 1.4 | 1.8 | 29 | 2.2 |
| | | 切りこんぶの煮物 | 62 | 56 | 2.1 | 0.9 | 9.6 | 0 | 0.1 | 2.8 | 616 | 68 | 54 | 0.8 | 0.1 | 0 | 1.0 |
| | アレンジ | かぶと切りこんぶのゆずあえ | 63 | 62 | 1.7 | 0.4 | 13.4 | 0.3 | 1.4 | 2.7 | 492 | 94 | 31 | 0.9 | 0.6 | 32 | 0.9 |
| | アレンジ | 納豆と切りこんぶのそば | 63 | 368 | 17.2 | 6.8 | 59.6 | 1.8 | 5.0 | 8.3 | 730 | 112 | 129 | 3.4 | 0.6 | 3 | 1.2 |
| | | 切り干し大根の煮物 | 64 | 84 | 2.1 | 2.9 | 11.4 | 0.5 | 1.5 | 2.0 | 367 | 55 | 24 | 0.5 | 0.3 | 3 | 1.0 |
| | アレンジ | 切り干し大根とクラゲのあえ物 | 64 | 76 | 2.0 | 5.5 | 4.4 | 0.2 | 1.1 | 1.2 | 179 | 43 | 20 | 0.4 | 0.2 | 5 | 0.2 |
| | アレンジ | 切り干し大根の台湾風卵焼き | 65 | 281 | 16.7 | 20.4 | 4.7 | 0.3 | 0.9 | 1.2 | 425 | 75 | 27 | 2.3 | 2.5 | 6 | 1.5 |
| | | きんぴらごぼう | 66 | 83 | 1.1 | 4.3 | 9.2 | 0.8 | 1.3 | 2.1 | 145 | 25 | 23 | 0.4 | 0.5 | 1 | 0.7 |
| | アレンジ | きんぴらごぼうといんげんのごまあえ | 67 | 115 | 3.1 | 6.5 | 12.1 | 1.0 | 2.6 | 3.5 | 270 | 115 | 53 | 1.4 | 0.5 | 5 | 0.9 |
| | アレンジ | きんぴらごぼうの春巻き | 67 | 375 | 11.6 | 22.2 | 29.8 | 1.2 | 2.2 | 3.4 | 360 | 45 | 41 | 1.2 | 2.5 | 13 | 1.6 |
| | | こんにゃくのうま煮 | 68 | 67 | 0.8 | 1.9 | 9.6 | 0.1 | 2.2 | 2.3 | 76 | 55 | 10 | 0.6 | 0 | 0 | 0.9 |
| | アレンジ | こんにゃくとにんじんのごまマヨネーズあえ | 68 | 96 | 2.1 | 6.8 | 6.8 | 0.3 | 2.1 | 2.6 | 164 | 68 | 21 | 0.7 | 1.5 | 25 | 0.4 |
| | アレンジ | 麻婆大根 | 69 | 251 | 10.9 | 14.1 | 17.0 | 0.9 | 2.4 | 3.4 | 506 | 62 | 35 | 1.1 | 0.4 | 14 | 1.8 |
| | | ラタトゥイユ | 70 | 115 | 2.2 | 6.4 | 13.6 | 1.1 | 2.6 | 3.7 | 427 | 29 | 26 | 0.7 | 2.5 | 82 | 0.5 |
| | アレンジ | タラの蒸し焼きラタトゥイユ添え | 71 | 129 | 18.5 | 2.3 | 5.4 | 0.4 | 0.9 | 1.2 | 517 | 45 | 36 | 0.5 | 1.6 | 27 | 1.4 |
| | アレンジ | 里芋とラタトゥイユのグラタン | 71 | 178 | 7.9 | 7.9 | 19.3 | 1.3 | 2.5 | 3.7 | 837 | 177 | 30 | 0.7 | 1.4 | 33 | 1.0 |
| | | アサリの酒蒸し | 72 | 46 | 3.8 | 0.2 | 1.6 | 0 | 0 | 0 | 88 | 42 | 63 | 2.4 | 0.3 | 1 | 1.4 |
| | アレンジ | アサリ入りおから煮 | 72 | 161 | 6.6 | 5.7 | 18.3 | 0.4 | 9.0 | 9.5 | 401 | 85 | 54 | 1.7 | 0.9 | 3 | 1.6 |
| | アレンジ | アサリと厚揚げのペペロンチーノ | 73 | 453 | 18.3 | 12.1 | 64.5 | 1.8 | 6.3 | 8.0 | 602 | 297 | 113 | 5.0 | 3.8 | 39 | 1.6 |
| 主菜 | | きのこ入りハンバーグ | 74 | 281 | 14.9 | 18.8 | 12.5 | 1.0 | 2.8 | 3.8 | 646 | 62 | 39 | 2.1 | 1.0 | 28 | 1.4 |
| | | おからコロッケ | 75 | 374 | 16.3 | 21.5 | 27.6 | 0.8 | 6.8 | 7.6 | 514 | 77 | 51 | 1.7 | 2.5 | 21 | 1.5 |
| | | アジと野菜のハーブ焼き | 76 | 264 | 13.9 | 14.9 | 18.1 | 0.7 | 1.7 | 2.4 | 731 | 58 | 49 | 0.9 | 1.5 | 34 | 1.2 |
| | | サバの南蛮漬け | 77 | 329 | 19.4 | 17.8 | 18.4 | 0.6 | 2.5 | 3.1 | 771 | 106 | 44 | 2.7 | 2.2 | 24 | 2.0 |
| | | 豚肉のしょうが焼き | 78 | 272 | 17.5 | 19.5 | 5.9 | 0.3 | 2.9 | 3.1 | 561 | 54 | 34 | 1.1 | 1.1 | 12 | 1.5 |
| | | 白いんげん豆のシチュー | 79 | 355 | 13.7 | 11.3 | 51.9 | 3.3 | 15.7 | 19.0 | 1405 | 162 | 100 | 3.3 | 2.3 | 62 | 1.5 |
| 小さなおかず | | じゃが芋の甘辛いため | 80 | 139 | 2.5 | 3.2 | 24.9 | 0.9 | 1.2 | 2.1 | 508 | 16 | 27 | 0.6 | 0.5 | 40 | 0.6 |
| | | 白菜の和風サラダ | 81 | 57 | 2.7 | 3.8 | 5.2 | 0.4 | 1.3 | 2.8 | 309 | 88 | 31 | 1.0 | 0.3 | 25 | 1.2 |
| | | もやしと貝割れ菜のナムル | 81 | 53 | 2.3 | 3.7 | 3.6 | 0.2 | 1.3 | 1.5 | 95 | 39 | 18 | 0.4 | 0.3 | 11 | 1.1 |

| 分類 | 料理名 | 掲載ページ | エネルギー kcal | たんぱく質 g | 脂質 g | 炭水化物 g | 食物繊維 水溶性 g | 食物繊維 不溶性 g | 食物繊維 総量 g | カリウム mg | カルシウム mg | マグネシウム mg | 鉄 mg | ビタミンE mg | ビタミンC mg | 食塩相当量（塩分） g |
|---|---|---|---|---|---|---|---|---|---|---|---|---|---|---|---|---|
| 小さなおかず | ブロッコリーのシラスあえ | 82 | 34 | 4.6 | 0.4 | 3.7 | 0.4 | 1.9 | 2.2 | 212 | 41 | 23 | 0.6 | 1.3 | 60 | 0.7 |
| 小さなおかず | ヨーグルトサラダ | 82 | 118 | 4.3 | 3.2 | 20.7 | 0.3 | 1.1 | 1.4 | 364 | 138 | 22 | 0.3 | 0.4 | 9 | 0.1 |
| 小さなおかず | れんこんとしいたけのひたすら煮 | 83 | 87 | 6.7 | 1.4 | 12.4 | 0.2 | 2.2 | 2.4 | 469 | 17 | 24 | 0.6 | 0.4 | 29 | 0.9 |
| 小さなおかず | きのこのレンジ蒸し | 83 | 44 | 4.7 | 0.6 | 12.5 | 0.8 | 5.8 | 6.6 | 645 | 14 | 29 | 1.1 | 0 | 10 | 0.6 |
| ごはん | しめじの炊き込みごはん | 85 | 229 | 5.1 | 1.4 | 47.8 | 0.3 | 1.6 | 1.9 | 233 | 7 | 38 | 0.7 | 0.5 | 0 | 0.7 |
| ごはん | 小松菜の菜飯 | 85 | 302 | 6.3 | 2.4 | 63.8 | 0.2 | 1.1 | 4.3 | 197 | 91 | 23 | 1.3 | 0.3 | 12 | 0.2 |
| 汁物 | 具だくさん根菜みそ汁 | 86 | 89 | 5.3 | 1.9 | 15.0 | 1.0 | 3.7 | 4.7 | 674 | 68 | 53 | 1.3 | 0.5 | 8 | 1.7 |
| 汁物 | 五目とろろ汁 | 87 | 85 | 4.1 | 1.5 | 15.0 | 0.5 | 2.1 | 2.6 | 522 | 41 | 33 | 0.6 | 0.3 | 7 | 2.0 |
| 汁物 | たっぷり野菜のスープ | 88 | 175 | 3.8 | 11.3 | 15.6 | 0.9 | 2.1 | 3.0 | 420 | 45 | 22 | 0.5 | 1.3 | 36 | 1.4 |
| 汁物 | 切りこんぶと水菜のスープ | 89 | 52 | 4.1 | 1.6 | 8.1 | 0.2 | 0.8 | 5.0 | 1067 | 189 | 111 | 2.0 | 0.6 | 17 | 1.7 |
| 汁物 | コーンクリームスープ | 89 | 186 | 5.2 | 7.7 | 24.2 | 0.2 | 1.6 | 1.8 | 310 | 117 | 29 | 0.5 | 0.3 | 4 | 1.3 |
| 汁物 | 白菜と玉ねぎのカレー風味スープ | 90 | 65 | 2.2 | 2.5 | 10.5 | 0.6 | 2.3 | 2.9 | 316 | 30 | 16 | 0.5 | 0.4 | 11 | 0.9 |
| 汁物 | 大豆入りチリコンカーン風スープ | 91 | 232 | 13.8 | 13.0 | 15.0 | 1.0 | 4.0 | 5.1 | 540 | 70 | 48 | 2.2 | 1.6 | 15 | 1.6 |
| マグネシウムが豊富 | あおさなべ | 92 | 202 | 25.2 | 7.0 | 10.7 | 0.5 | 2.5 | 3.7 | 829 | 176 | 243 | 1.9 | 1.3 | 21 | 3.0 |
| マグネシウムが豊富 | 枝豆もち | 93 | 141 | 9.1 | 7.4 | 9.8 | 0.7 | 3.1 | 3.9 | 392 | 73 | 91 | 1.8 | 0.7 | 14 | 0.1 |
| マグネシウムが豊富 | 厚揚げの納豆田楽 | 94 | 390 | 27.8 | 24.4 | 12.8 | 1.1 | 2.8 | 4.0 | 640 | 233 | 107 | 3.9 | 1.2 | 9 | 1.8 |
| マグネシウムが豊富 | ナマコの酢の物 | 95 | 50 | 2.5 | 0.2 | 9.4 | 0.3 | 0.5 | 0.8 | 205 | 42 | 72 | 0.2 | 0.2 | 6 | 1.1 |
| マグネシウムが豊富 | いり大豆とコウナゴの甘辛あえ | 95 | 67 | 5.3 | 3.0 | 5.9 | 0.3 | 1.8 | 2.0 | 238 | 63 | 31 | 1.0 | 0.3 | 0 | 0.3 |
| ドリンク | 小松菜とフルーツのグリーンジュース | 96 | 124 | 4.5 | 2.2 | 23.4 | 0.5 | 1.2 | 1.7 | 486 | 69 | 40 | 2.3 | 0.6 | 18 | 0 |
| ドリンク | トマトのヨーグルトスムージー | 97 | 105 | 4.7 | 3.2 | 17.0 | 0.5 | 1.1 | 1.5 | 485 | 131 | 26 | 0.3 | 1.5 | 24 | 0.1 |
| ドリンク | 甘酒とアボカドのスムージー | 97 | 248 | 4.3 | 11.5 | 34.7 | 1.4 | 2.9 | 4.3 | 477 | 18 | 30 | 0.6 | 2.2 | 24 | 0.3 |
| おやつ | おから入りスコーン | 100 | 147 | 4.6 | 6.9 | 16.1 | 0.3 | 4.3 | 4.6 | 219 | 83 | 19 | 0.7 | 0.6 | 0 | 0.3 |
| おやつ | さつま芋のオレンジ煮 | 101 | 175 | 1.5 | 0.4 | 43.1 | 0.9 | 1.5 | 2.5 | 486 | 41 | 29 | 0.6 | 1.0 | 43 | 0.1 |
| おやつ | 甘酒ヨーグルト | 101 | 198 | 5.9 | 3.1 | 36.7 | 0.8 | 1.1 | 1.9 | 286 | 131 | 26 | 0.3 | 0.4 | 1 | 0.3 |
| おやつ | ヘルシー芋ようかん | 102 | 85 | 0.6 | 0.1 | 20.6 | 0.3 | 0.8 | 1.4 | 242 | 19 | 12 | 0.3 | 0.8 | 15 | 0.3 |
| おやつ | 焼きバナナ | 103 | 136 | 3.8 | 2.3 | 28.1 | 0.3 | 1.9 | 2.2 | 504 | 38 | 50 | 0.8 | 0.6 | 16 | 0 |
| おやつ | ホットりんご | 103 | 104 | 0.2 | 4.2 | 17.9 | 0.4 | 1.1 | 1.4 | 92 | 5 | 4 | 0.2 | 0.6 | 5 | 0 |

STAFF

料理作成●検見﨑聡美
カバー・表紙・大扉デザイン●鈴木住枝（Concent,inc.）
本文デザイン●中村志保
DTP●小林真美、新井麻衣子（will）
撮影●向村春樹（will）
柘崎真子（P.35,98,99）、川上隆二（P.34）、堀口隆志（P.34,37,39）、
松島均（P.35,39）、松園多聞（P.34～37,39,84）
スタイリング●ダンノマリコ
イラスト●今井久恵
編集●片岡弘子、清水理絵（will）、小川由希子
校正●中村緑
栄養価計算●戌亥梨恵

食事療法はじめの一歩シリーズ
食べてすっきり、おなかにやさしい
**便秘解消の**
**毎日ごはん**

2018年2月15日　初版第1刷発行

著者■川邉正人、髙橋徳江
発行者■香川明夫
発行所■女子栄養大学出版部

〒170-8481　東京都豊島区駒込3-24-3
電話■03-3918-5411（営業）
03-3918-5301（編集）
ホームページ■http://www.eiyo21.com
振替■00160-3-84647
印刷所■凸版印刷株式会社



ISBN978-4-7895-1881-9


著者プロフィール

■ **病態監修**
**川邉正人**（かわべ・まさと）
医学博士。順天堂大学医学部附属練馬病院消化器内科准教授。同院内視鏡センター長・総医局長。
1990年、順天堂大学医学部卒業。江東病院内科（消化器内科医長）、順天堂大学医学部消化器内科学講座助手、准教授を経て、2009年より現職。2010年より同院内視鏡センター長、2016年より同院総医局長を兼任。日本消化器病学会専門医・指導医、日本消化器内視鏡学会専門医・指導医、日本内科学会認定医。日本ヘリコバクター学会 *H. pylori*（ピロリ菌）感染症認定医。共著に『病気を見きわめる 胃腸のしくみ事典』（技術評論社）。

■ **栄養指導・献立**
**髙橋徳江**（たかはし・とくえ）
管理栄養士。順天堂大学医学部附属練馬病院栄養科課長補佐。
1980年、女子栄養大学卒業。順天堂大学医学部附属順天堂医院栄養部を経て、2010年より現職。生活習慣病をはじめとする種々の疾病の栄養相談・栄養管理に従事。共著に『胃・十二指腸潰瘍の安心ごはん』『糖尿病の満足ごはん』『胃・十二指腸潰瘍の人の食事』『おかずレパートリー胃・十二指腸潰瘍』（女子栄養大学出版部）ほか多数。